W0253651

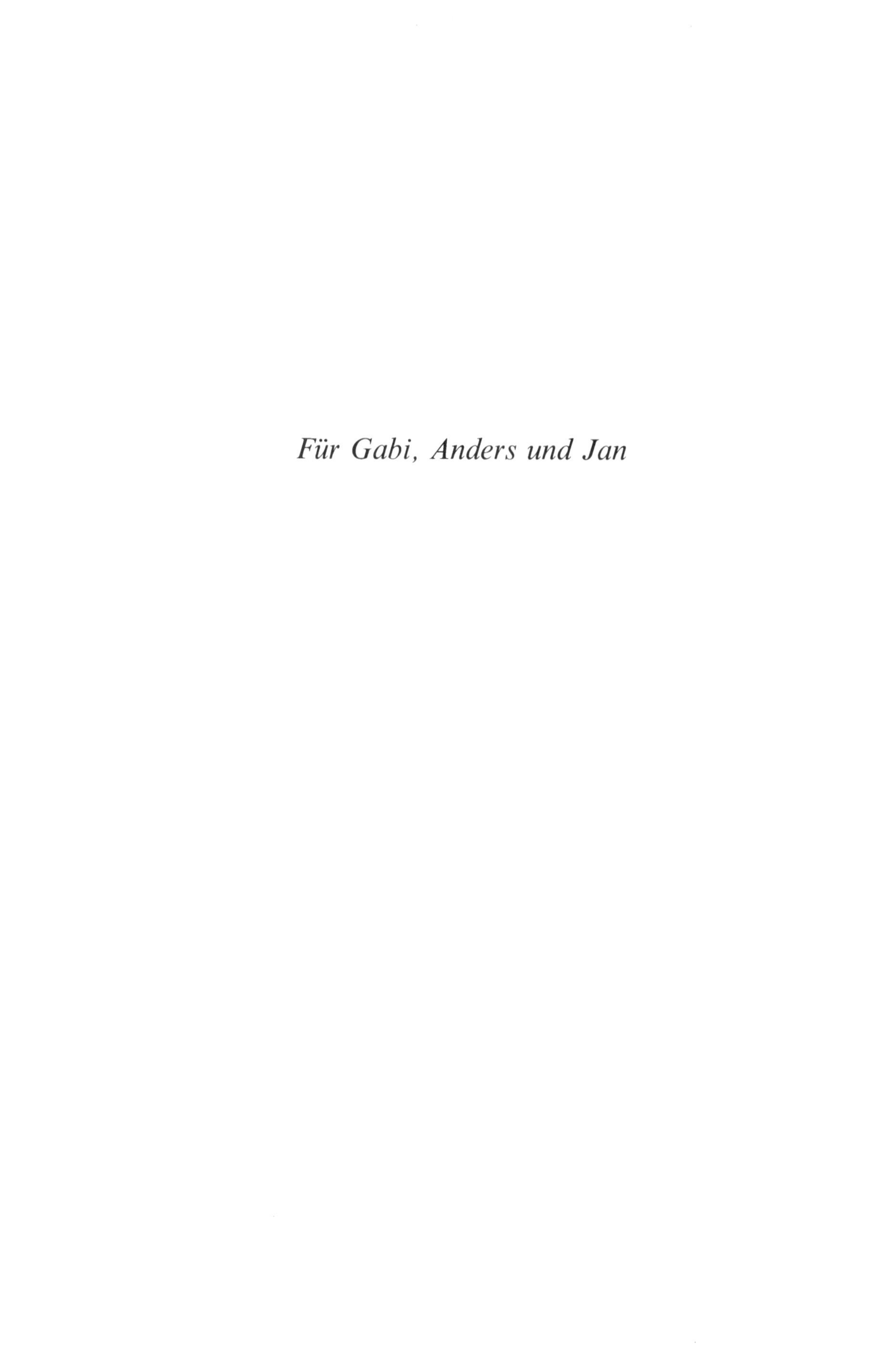

Für Gabi, Anders und Jan

Mediastinale Sonographie

Untersuchungstechnik, diagnostische Effizienz und Stellenwert in der bildgebenden Diagnostik des Mediastinums

Karl Wernecke

Mit 99 Abb. in 220 Teilabb.

Springer-Verlag Berlin Heidelberg New York
London Paris Tokyo Hong Kong Barcelona Budapest

PD Dr. med. Karl Wernecke
Institut für Klinische Radiologie
Universität Münster
Albert-Schweitzer-Str. 33
4400 Münster

ISBN-13:978-3-642-75849-2

CIP-Titelaufnahme der Deutschen Bibliothek

Wernecke, Karl: Mediastinale Sonographie : Untersuchungstechnik, diagnostische Effizienz und Stellenwert in der bildgebenden Diagnostik des Mediastinums / Karl Wernecke. – Berlin ; Heidelberg ; New York ; London ; Paris ; Tokyo ; Hong Kong ; Barcelona : Springer, 1991
Teilw. zugl.: Münster (Westfalen), Univ., Habil.-.Schr., 1988
ISBN-13:978-3-642-75849-2 e-ISBN-13:978-3-642-75848-5
DOI: 10.1007/978-3-642-75848-5

WG: 33 DBN 91.024819.2 91.01.23
0466 bz

Softcover reprint of the hardcover 1st edition 1991

2121/3335-543210 – Gedruckt auf säurefreiem Papier

Geleitwort

Das Mediastinum ist allseits von schallfeindlichen Medien umgeben: Ventral und dorsal von Knochen, beiderseits lateral von lufthaltigem Lungengewebe. Kein Wunder daher, daß diese Region für die Ultraschalldiagnostik im allgemeinen als ungeeignet angesehen wurde. In der Kardiologie begann man allerdings recht frühzeitig, mit speziellen Schallsonden die Zwischenrippenräume als Schallfenster für die Echokardiographie zu nutzen. Auch der Zugang über die Speiseröhre, die transoesophageale Echokardiographie, wird fast ausschließlich für kardiovaskuläre Fragestellungen eingesetzt.

Es ist das Verdienst von Herrn Priv.-Doz. Dr. K. Wernecke, die perkutanen Möglichkeiten der mediastinalen Sonographie systematisch untersucht und entscheidend weiterentwickelt zu haben. Der 1971 von Goldberg beschriebene suprasternale Zugang zur mediastinalen Sonographie war praktisch in Vergessenheit geraten. Der Autor hat der Methode zu neuem Leben verholfen, wobei konvexe Schallsonden sich für diesen Zugang als außerordentlich geeignet erwiesen. Doch die Reanimation der suprasternalen Untersuchungstechnik war erst der Beginn der systematischen Forschung zur Entwicklung der mediastinalen Sonographie. Im Jahre 1986 wurde der parasternale Zugangsweg mit Rechts- und Linksseitenlagerung des Patienten beschrieben, womit nun auch das vordere Mediastinum, die Pericardialregion und das Gebiet unter der Karina sonographisch untersucht werden konnte. In überaus sorgfältigen Phantomstudien wurde geklärt, welche Winkel und Ecken des komplexen anatomischen Raumes Mediastinum bei kombinierter Untersuchung von supra- und parasternal für die Schallwellen erreichbar sind.

Nach Standardisierung und Optimierung der Untersuchungstechnik erfolgte die ebenso minutiös geplante und durchgeführte klinische Evaluation der neuen Technik, wobei sich die neue Methode am konventionellen Röntgenbild mit klassischer Mediastinaltomographie und an der Computertomographie des Mediastinum messen mußte.

Die Technik der mediastinalen Sonographie und die Ergebnisse der klinischen Evaluation sind die Themen dieser Monographie. Es ist dies die weltweit erste systematische Zusammenstellung. Die Methode hat in unserem Klinikum eine breite Resonanz insbesondere in den onkologischen Fachgebieten gefunden. Die Untersuchungstechnik wird im Rahmen der sonographischen Weiterbildung an die jungen Kolleginnen und Kollegen vermittelt, die nach entsprechender Einarbeitung schnell damit vertraut werden und reproduzierbare Ergebnisse vorlegen. Diese Erfahrung ermutigt den Autor, sich mit der vorliegenden Monographie an eine breitere Öffentlichkeit zu wenden. Die Sonographie ist das am weitesten verbreitete Schnittbildverfahren. Der relativ günstige Anschaffungspreis und die inzwischen erreichte vorzügliche Bildqualität haben zu dieser Stellung in der bildgebenden Diagnostik entscheidend beigetragen. So wäre im Interesse der Patienten zu wünschen, daß auch die mediastinale Sonographie möglichst viele neue Anhänger fände. Der Weg dorthin ist ohne Zweifel nicht ganz einfach und erfordert die Bereitschaft, sich intensiv mit der Methode auseinanderzusetzen, aber das Ziel lohnt den Einsatz.

P. E. Peters, Münster

Vorwort

In der Abklärung von mediastinalen Erkrankungen wurden die diagnostischen Möglichkeiten der Sonographie bisher nicht oder nur unzureichend genutzt (Goldberg 1971; Rifkin et al. 1984; Wernecke et al. 1986a, b, 1988; Matter et al. 1987). Diese Zurückhaltung inmitten einer auf dem Sektor der bildgebenden Diagnostik sich explosionsartig fortentwickelnden medizinischen Technologie und Erfahrung hat unseres Erachtens 2 Ursachen. Aus der „historischen" Sicht des sonographischen Untersuchers ist das Mediastinum eine sonographisch uneinnehmbare Festung, da es allseits von sonographiefeindlichen Medien (ventral und dorsal von Knochen und lateral überwiegend von lufthaltigem Lungengewebe) umgeben ist. Zum anderen liegt das Mediastinum auf einem Grenzgebiet zwischen 2 Disziplinen: der kardiologischen Sonographie und der Radiologie.

Der Radiologe hat – selbst wenn er über fundierte sonographische Kenntnisse verfügt – eine tief verwurzelte Scheu, über die Grenzen des Zwerchfells hinauszublicken. Zur Abklärung von abnormalen mediastinalen Konturänderungen greift er lieber auf andere, ihm komfortabler erscheinende, etablierte bildgebende Verfahren (konventionelle Tomographie, Angiographie, CT und MR) zurück. Somit überläßt der Radiologe das Feld der intrathorakalen sonographischen Diagnostik weitgehend dem Kardiologen, der sich allerdings vorwiegend oder ausschließlich nur für das Herz und die großen Gefäße interessiert (Allen 1977; Goh u. Venables 1980; Kasper et al. 1978; Schweitzer et al. 1981).

Basierend auf einer 5jährigen Erfahrung mit mehr als 1500 durchgeführten Untersuchungen wird in der vorliegenden Monographie die Technik der supra- und parasternalen mediastinalen Sonographie und ihre Effizienz in der Diagnostik von mediastinalen Tumoren beschrieben. Die Ergebnisse der bisher durchgeführten klinischen Studien (Kap. 3 und 4) werden in Form einer Originalarbeit dargestellt, da es sich hierbei um erste Erfahrungswerte handelt. Die ausführliche Beschreibung der Studienprotokolle sollen der Transparenz und der Reproduzierbarkeit der Ergebnisse dienen. Schließlich sollen die wesentlichen Einsatzmöglichkeiten und der diagnostische Stellenwert der mediastinalen Sonographie in der bildgebenden Diagnostik des Mediastinums aufgezeigt werden.

Es ist das Ziel und die Hoffnung des Autors, mit der vorliegenden Arbeit mehr Interesse an der mediastinalen Sonographie zu wecken und den Leser von der diagnostischen Effizienz dieses auf breiter Basis anwendbaren und schnell verfügbaren Verfahrens zu überzeugen. Die mediastinale Sonographie darf nicht als ein exotisches Spielzeug in den Händen einiger weniger Spezialisten verstanden werden. Aus Kapazitäts- und Kostengründen könnte die mediastinale Sonographie in einer breiten Anwendung vielmehr eine große praktische Bedeutung in der bildgebenden Diagnostik des Mediastinums gewinnen, ohne die diagnostische Wertigkeit der etablierten Schnittbildverfahren CT und MR zu schmälern.

K. Wernecke

Danksagung

Die vorliegende Monographie enthält wesentliche Auszüge meiner im Mai 1988 abgeschlossenen Habilitationsschrift. Bei den recht umfangreichen klinischen Studien war ich auf die Unterstützung zahlreicher Personen angewiesen, denen ich hiermit danken möchte.

Meinem Chef, Herrn Prof. P. E. Peters (Direktor des Instituts für Klinische Radiologie der Universität Münster), danke ich für die kompetente Beratung und die großzügige Förderung des Projektes. Herr Prof. E. Schnepper (Direktor der Klinik und Poliklinik für Strahlentherapie – Radioonkologie) und Herr Prof. J. van de Loo (Direktor der Abteilung Innere Medizin A – Hämatologie und Onkologie) haben durch die schnelle Akzeptanz des neuen diagnostischen Verfahrens wesentliche Voraussetzungen für die Realisierung der klinischen Studien geschaffen. Herrn OA Dr. R. Pötter danke ich für die Auswertung der Computertomogramme in der Doppelblindstudie (Kap. 3) und für die Zuweisung der Patienten aus der Klinik und Poliklinik für Strahlentherapie. Herr Dr. P. Koch hat mit sehr viel Engagement die Zuweisung von Patienten aus der Abteilung Innere Medizin A koordiniert.

An der Durchführung der klinischen Studien waren 3 Doktoranden beteiligt: Frau K. Heibach, Frau G. Hoffmann und Herr H.-G. Lückener. Durch ihre sorgfältige und enthusiastische Mitarbeit konnte das Projekt in einem überschaubar kurzen Zeitraum verwirklicht werden.

Herr Dipl.-Phys. U. Stöber, Herr Dipl.-Ing. H. Lenzen (Institut für Klinische Radiologie) und Herr Dipl.-Ing. Ziebart (Fa. Picker International) haben mir wertvolle Hilfe bei technischen und schallphysikalischen Fragestellungen geleistet. Herrn Terrahe und seinen Mitarbeitern von der zentralen Fotoabteilung danke ich für die hervorragende Reproduktion der Filmvorlagen.

Mein größter Dank gilt meiner Frau Gabi. Sie hat mich über viele Jahre moralisch unterstützt und mich trotz ihrer zahlreichen Opfer immer wieder ermutigt, diese Arbeit zu Ende zu führen.

K. Wernecke, im Herbst 1990

Inhaltsverzeichnis

1 Sonographische Untersuchungstechnik und normale Anatomie des Mediastinums

In den folgenden Abschnitten soll die Technik der suprasternalen und parasternalen mediastinalen Sonographie und die normale mediastinale Anatomie aus dem Blickwinkel des supra- und parasternalen Zuganges beschrieben werden. Die in der suprasternalen Sonographie angewandten angulierten koronaren und halbsagittalen Schnittführungen wie auch die angulierten axialen und sagittalen Schnittebenen der parasternalen Sonographie erfordern eine anatomische Neuorientierung des computertomographisch versierten, an rein axiale Schnittführungen gewohnten Untersuchers.

1.1 Technische Ausrüstung und Transducerdesign

Die Untersuchungen der vorliegenden Monographie wurden überwiegend mit einem 1984 kommerziell erhältlichen Ultraschallgerät (LSC 7000, Picker International München) durchgeführt. Die äußere Form der verwendeten Konvexschallsonden (3,5 und 5,0 MHz) ist auf Abb. 1a dargestellt. An den bogenförmigen Sondenoberflächen (Auflagefläche: 1,5 × 5,4 cm) sind 80 Elementgruppen radial angeordnet. Durch die-

Abb. 1. a Konvexschallsonde von 3,5 MHz (Auflagefläche: 1,5 × 5,4 cm, Konvergenz: 60°; **b** Konvexschallsonde (3,5 MHz) mit kleinerem Radius und größerer Konvergenz (75–90°)

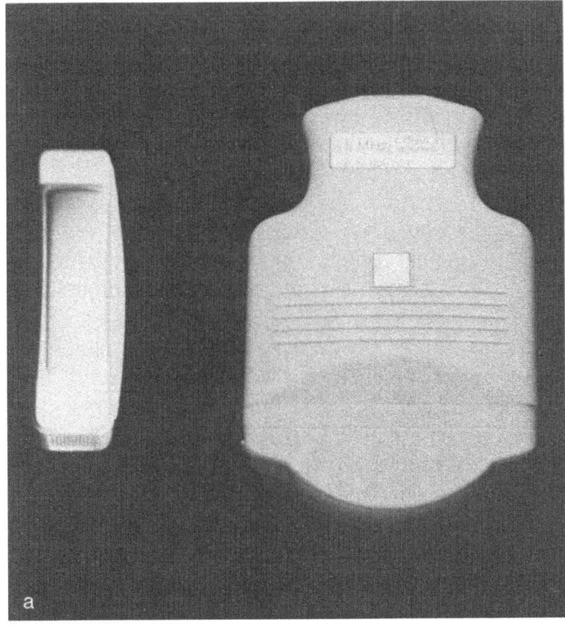

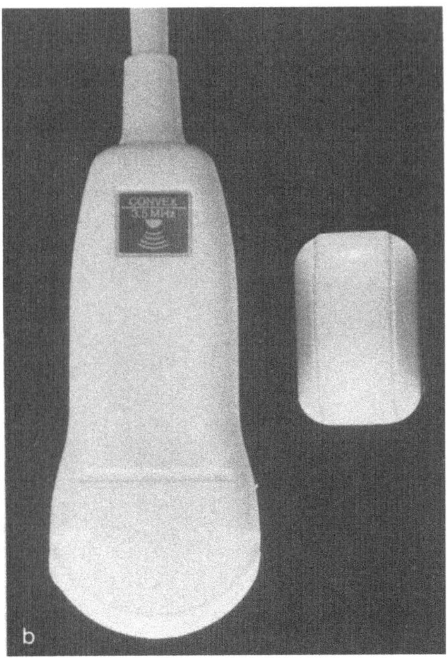

se halbkreisförmige Anordnung der Elemente entsteht ein elektronisches Sektorfeld mit einer Konvergenz von 60°.
Inzwischen sind mehrere neue Geräte mit kleineren elektronischen Sektorsonden und größeren Konvergenzwinkeln (90–120°) kommerziell erhältlich (Abb. 1 b). Rein kardiologische Ultraschallgeräte sind für die Untersuchung des Mediastinums meist weniger geeignet, da mit ihrem extrem kontrastreichen Schwarzweißbild eine differenzierte Darstellung der perikardialen und perivaskulären mediastinalen Gewebsstruktur nicht möglich ist.

1.2 Technik der suprasternalen mediastinalen Sonographie

Für die supra- wie auch die parasternale mediastinale Sonographie ist eine spezielle Vorbereitung des Patienten nicht erforderlich. Die Untersuchung des Mediastinums von suprasternal erfolgt in Rückenlage des Patienten. Durch Unterpolsterung des Schultergürtels mit einem harten Kissen wird eine maximale Reklination des Kopfes angestrebt. Der Schallkopf wird unmittelbar oberhalb der Manubrium sterni in der Fossa jugularis aufgesetzt (Abb. 2).

Abb. 2. Technik der suprasternalen Sonographie. Bei maximaler Reklination des Kopfes (Unterpolsterung der Schulter) wird der Schallkopf in der Fossa jugularis aufgesetzt. Mit dieser Schallkopfeinstellung werden angulierte koronare Schnitte des Mediastinums (durch Kippung der Schallsonde nach ventral und dorsal) angefertigt

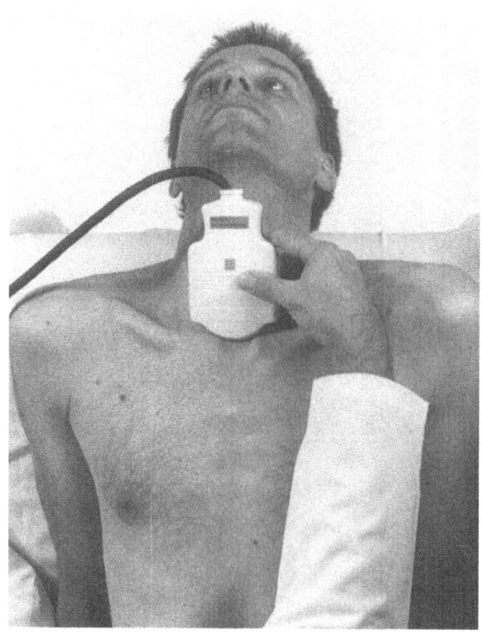

Zum besseren Verständnis der mediastinalen Anatomie und des Untersuchungsablaufes wird der suprasternale Einblick in das Mediastinum an einem Mediastinalmodell demonstriert (Abb. 3 und 4). Auf Abb. 4b kann man aus der Perspektive des suprasternal aufgesetzten Schallkopfes in den Mediastinalraum hineinsehen. Diese Schallkopfperspektive zeigt, daß ein großer Anteil des Mediastinums sonographisch störungsfrei eingesehen werden kann, da die Trachea und die Bronchien, die das einzige Schallhindernis darstellen, sehr weit dorsal gelegen sind. Auf der Innenansicht des Mediastinalraums von unten wird die dorsale Lage des Bronchialsystems besonders deutlich (Abb. 4c, d).

Als anatomische Leitstrukturen für die sonographische Orientierung im Mediastinum dienen die zahlreichen arteriellen und venösen Gefäße, deren Verlauf in Abb. 5 aus der suprasternalen Perspektive dargestellt ist. Das Bronchialsystem läßt sich aus schallphysikalischen Gründen sonographisch nur in Einzelfällen abgrenzen und ist deshalb für die topographische Orientierung nicht geeignet (s. Kap. 2).

Für die systematische sonographische Erfassung des oberen Mediastinums hat sich der im folgenden beschriebene Untersuchungsablauf bewährt. Die Untersuchung beginnt mit koronaren Schnittführungen (Abb. 6), mit denen zunächst die großen venösen Gefäße, die rechte und linke V. brachiocephalica und die V. cava superior dargestellt werden. Im Idealfall läßt sich die gesamte V. cava superior mit der Einmündung der beiden brachiozephalen Venen in einer Schnittebene abbilden (Abb. 6b, c). Medial der längs angeschnittenen V. cava superior findet sich das quergetroffene Lumen des Aortenbogens (Abb. 6b, c). Die

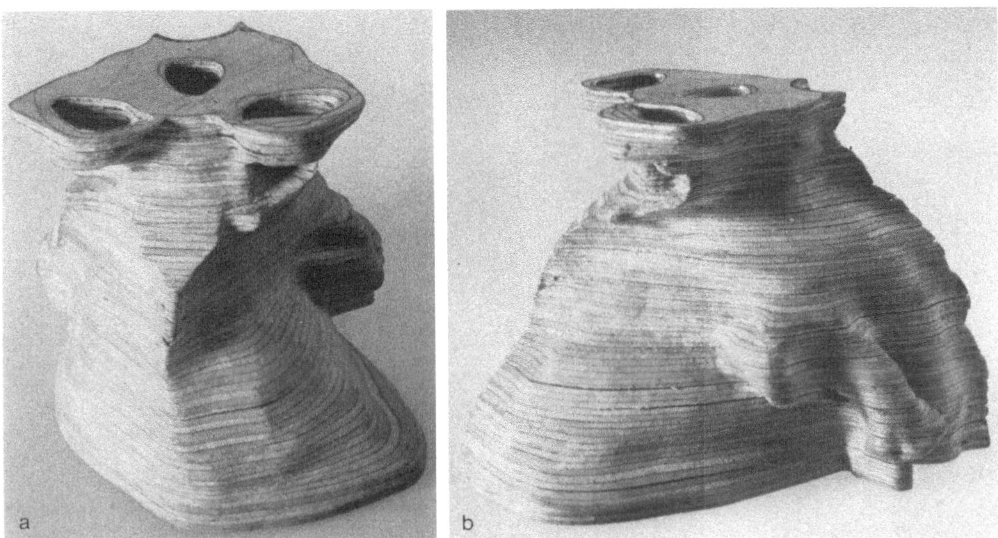

Abb. 3. a Ventrale und **b** seitliche Ansicht des Mediastinalmodells, das maßstabgetreu nach CT-Vorlagen aus Birkenholzplatten angefertigt wurde

Abb. 4a–d. Negativmodell des Mediastinums (Satellitenmetall – MCP 96). **a** Auf dieser Ansicht von oben erkennt man das suprasternale Schallfenster, das ventral von den herausmodellierten Klavikulaköpfen begrenzt wird. Der weiße Kunststoffmantel simuliert den vor der Trachea gelegenen zervikalen Weichteilmantel. **b** Innenansicht des Mediastinalraumes aus der Schallkopfperspektive und **c, d** von unten

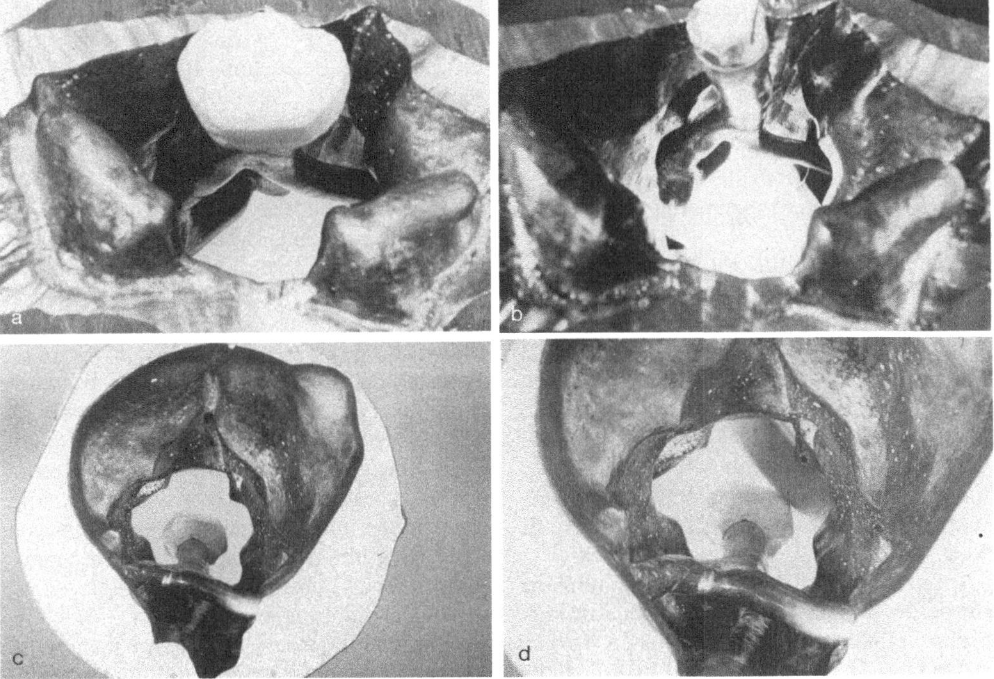

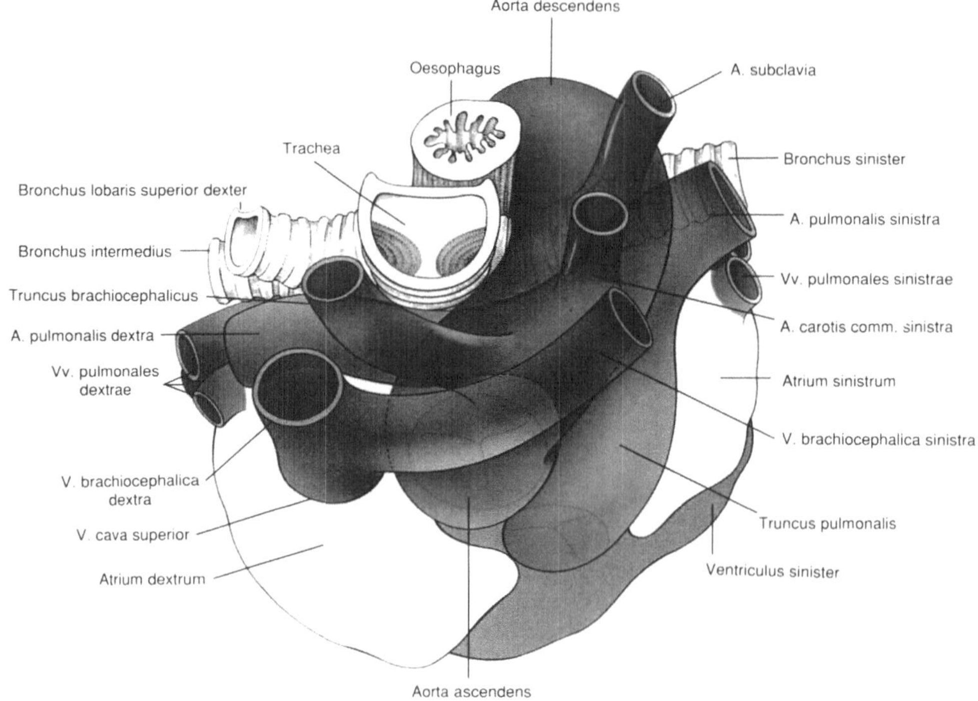

Abb. 5. Darstellung der mediastinalen Gefäße aus der suprasternalen Perspektive

rechte Pulmonalarterie läßt sich problemlos von ihrem Abgang aus dem Truncus pulmonalis bis in den rechten Lungenhilus verfolgen. Relativ häufig zweigt noch innerhalb des Mediastinums von dem rechten Pulmonalisstamm der Truncus anterior ab (Abb. 6c). Der Truncus pulmonalis liegt in der Regel zu weit ventral, um mit suprasternalen Koronarschnitten ausreichend erfaßt zu werden.

Kaudal der rechten Pulmonalarterie erscheint der linke Vorhof. Bei optimalen Untersuchungsbedingungen können die Einmündungen sämtlicher Lungenvenen (meist 2 Venenhauptstämme auf jeder Seite) von suprasternal dargestellt werden (Abb. 6d, e). Auf weiter ventral gelegenen koronaren Schnittebenen werden die V. cava und die Aorta ascendens als weitgehend parallel verlaufende Gefäße im Längsschnitt dargestellt (Abb. 6f).

Anschließend wird die Untersuchung in parallel zur Ebene des Aortenbogens verlaufenden halbsagittalen Schnittebenen fortgesetzt (Abb. 7). Diese Schnittführung dient zunächst der Beurteilung des Aortenbogens mit den Abgängen der supraaortalen Arterien (Abb. 7b). Normalerweise ist das mediastinale Fett- und Bindegewebe einschließlich der hier lokalisierten supraaortalen Lymphknoten um die Gefäßabschnitte homogen echoreich strukturiert (Abb. 7b, d). Dies bedeutet, daß sich normale Lymphknoten sonographisch nicht vom umgebenden Gewebe abgrenzen lassen. Erst wenn die Lymphknoten entzündlich oder neoplastisch verändert sind, werden sie sonographisch sichtbar (Abb. 7c). Auf weiter ventral gelegenen halbsagittalen Schnittebenen erscheint die linke V. brachiocephalica, die sich den supraaortalen Gefäßabgängen ventral anschmiegt (Abb. 7d). Die halbsagittalen Schnitte dienen weiterhin der Beurteilung der Aorta ascendens und descendens und des zwischen Aortenbogen und der Pulmonalarterie gelegenen aortopulmonalen Fensters (Abb. 7b–e). Auch das aortopulmonale Fenster ist – wie alle nachfolgend beschriebenen mediastinalen Kompartimente – im Normalfall homogen

Abb. 6a–f. Koronare suprasternale Schnittführungen. **a** Darstellung der koronaren Schnittebene, die durch Kippung der Schallsonde entsprechend anguliert werden kann. **b** Auf diesem koronaren Schnitt erkennt man die Einmündung der linken V. brachiocephalica (*V*) in die längs angeschnittene V. cava. Medial der V. cava ist der quer angeschnittene Aortenbogen (*A*) erkennbar. Weiter kaudal erscheint die längs angeschnittene rechte Pulmonalarterie (*P*) und der linke Vorhof (*LA*) mit 3 einmündenden linken Lungenvenen (*Pfeile*). *C* Schilddrüsenzyste. **c** Dieser koronare Schnitt zeigt die Einmündung der beiden brachiozephalen Venen (*BCV*) in die V. cava superior (*C*) und die rechte A. pulmonalis (*P*) mit Abzweigung des Truncus anterior (*Pfeil*). **d** Dieser koronare Schnitt zeigt die Einmündung der rechten Oberlappen- (*OV*) und Unterlappenvene (*UV*) in den linken Vorhof (*LA*). **e** Auf diesem Schnitt erkennt man die Einmündung der linken Lungenvenen (*V*) in den linken Vorhof (*LA*). **f** Dieser sehr weit nach ventral angulierte Schnitt zeigt die V. cava (*C*) und die Aorta ascendens (*AA*) als längs angeschnittene, parallel verlaufende Gefäße. *BCV* linke brachialzephale Vene, *TP* Truncus pulmonalis, *OV* rechte Lungenoberlappenvene

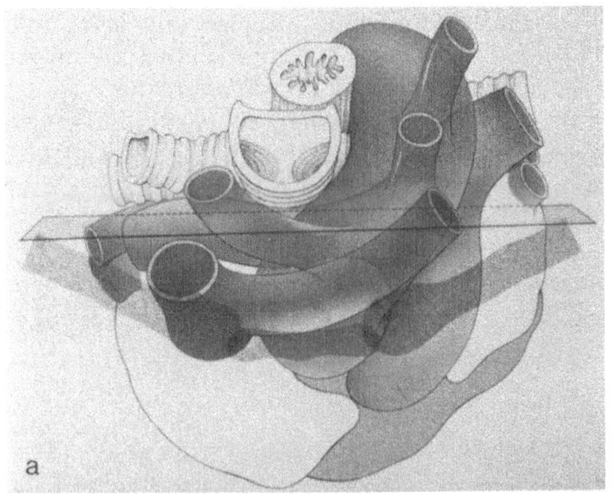

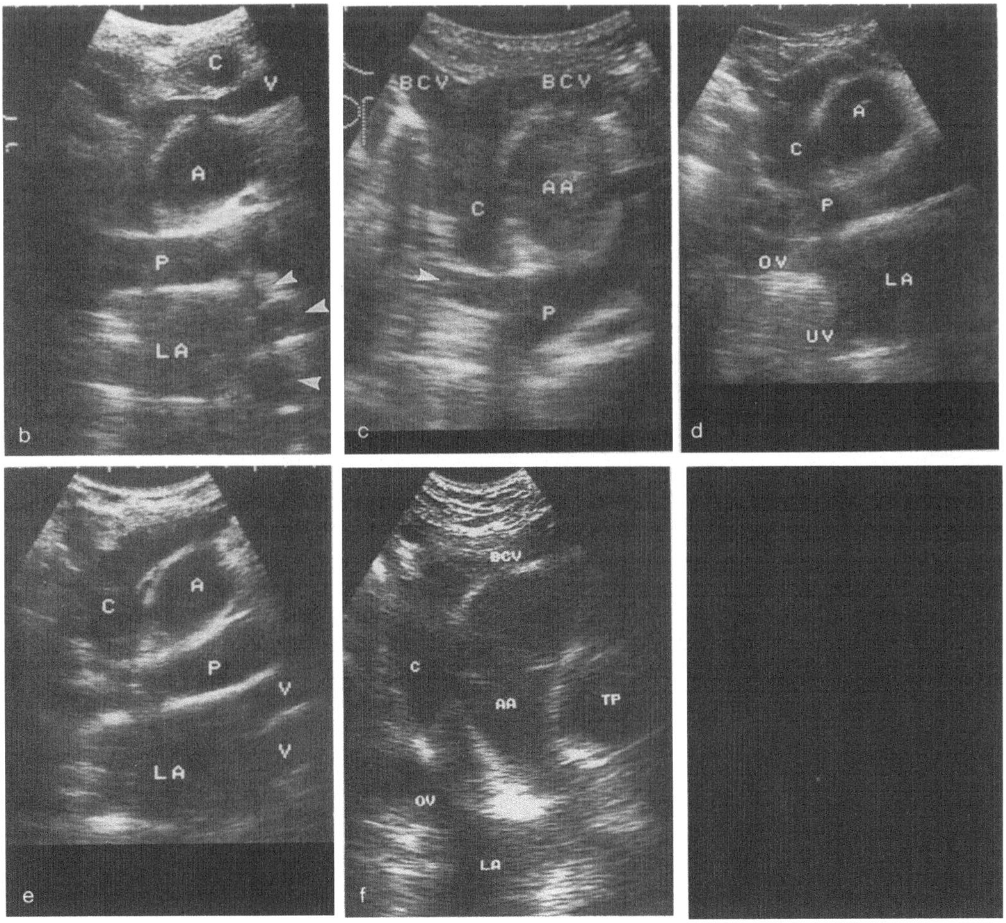

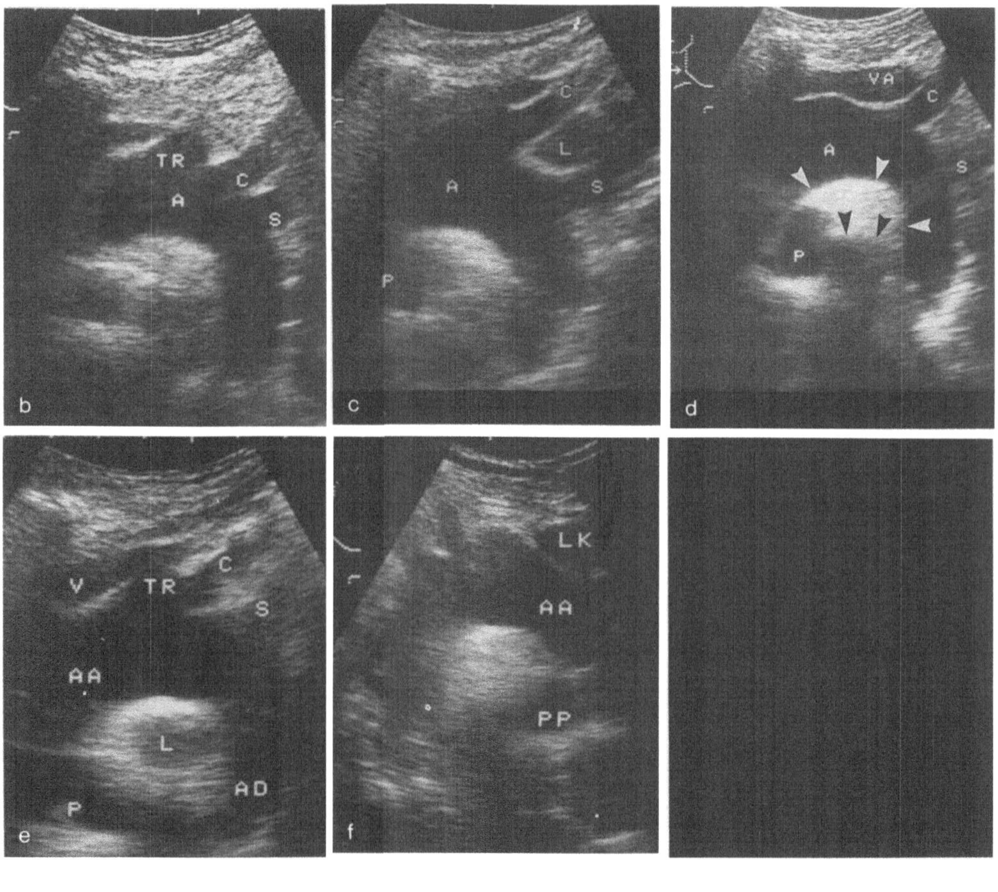

Abb. 7 a–f. Suprasternale halbsagittale Schnittführung in der Ebene des Aortenbogens. **a** Darstellung der Schnittebene **b** Dieser suprasternale halbsagittale Schnitt zeigt den Aortenbogen (*A*) mit den Abgängen des Truncus brachiocephalicus (*TR*), der A. carotis (*C*) und der A. subclavia (*S*). Das Bindegewebe zwischen den Gefäßabgängen ist homogen echoreich strukturiert. **c** Auf diesem Sonogramm erkennt man ein zwischen A. carotis (*C*) und A. subclavia (*S*) gelegenes echoarmes Hodgkin-Lymphom (*L*). *A* Aortenbogen, *P* Pulmonalarterie. **d** Auf diesem halbsagittalen Schnitt erkennt man das zwischen Aortenbogen (*A*) und Pulmonalarterie (*P*) gelegene aortopulmonale Fenster (*weiße Pfeile*), das normalerweise homogen echoreich strukturiert ist. Der unmittelbar neben der Pulmonalarterie gelegene linke Hauptbronchus läßt sich durch den von ihm ausgelösten Schallschatten (*schwarze Pfeile*) lokalisieren. *VA* linke V. anonyma. **e** Dieser halbsagittale Schnitt zeigt im aortopulmonalen Fenster ein echoarmes Hodgkin-Lymphom (*L*). Nebenbefundlich Abgangsvariante der A. carotis (*C*) aus dem Truncus brachiocephalicus (*TR*). *V* linke V. anonyma, *AD* Aorta descendens. **f** Auf diesem suprasternalen Schnitt erkennt man ventral der A. ascendens (*AA*) ein echoarmes Hodgkin-Lymphom (*LK*). *PP* Pulmonalarterie

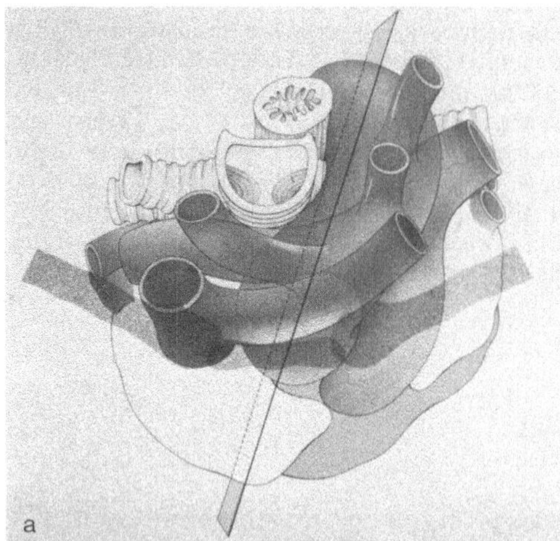

echoreich strukturiert. Der dorsal der Pulmonalarterie gelegene linke Hauptbronchus läßt sich meist nur annäherungsweise anhand des von ihm ausgehenden distalen Schallschattens lokalisieren (Abb. 7d). Entzündliche oder neoplastisch infiltrierte Lymphknoten (sog. Ductuslymphknoten) heben sich in der Regel gut vom umgebenden Bindegewebe des aortopulmonalen Fensters ab (Abb. 7e).

Die Prävaskularregion kann mit halbsagittalen suprasternalen Schnitten nur bis in Höhe des Aortenbogens eingesehen werden (Abb. 7f). Die Aorta descendens läßt sich normalerweise bis ca. 2 cm unterhalb der Carina nach distal verfolgen, wo sie im Schallschatten des linken Hauptbronchus verschwindet.

Die suprasternale Untersuchung wird abschließend durch parallel zur Ebene des Truncus brachiocephalicus verlaufende halbsagittale Schnittführungen ergänzt (Abb. 8). Auf diesen zur Ebene des Aortenbogens nahezu senkrecht verlaufenden Schnittebenen erkennt man den Abgang des Truncus brachiocephalicus aus der Aorta ascendens und seine Aufzweigung in die rechte A. carotis und die rechte A. subclavia (Abb. 8b). Mit gleicher Schnittführung läßt sich meist auch die schräg nach dorsal verlaufende rechte Pulmonalarterie und der linke Vorhof darstellen. Diese Schnittführung dient der Beurteilung der Paratrachealregion, die durch entsprechende Angulierungen des Schallkopfes vollständig eingesehen werden kann (Abb. 8b, c). Das Bindegewebe der rechten Paratrachealregion ist normalerweise homogen echoreich strukturiert (Abb. 8b). Die paratrachealen Lymphknoten werden sonographisch erst sichtbar, wenn sich ihre Echotextur durch entzündliche oder neoplastische Infiltrate ändert (Abb. 8c).

Die vorausgehend beschriebenen 3 suprasternalen Standardschnittführungen können zur optimalen Darstellung von pathologischen mediastinalen Prozessen entsprechend variiert werden.

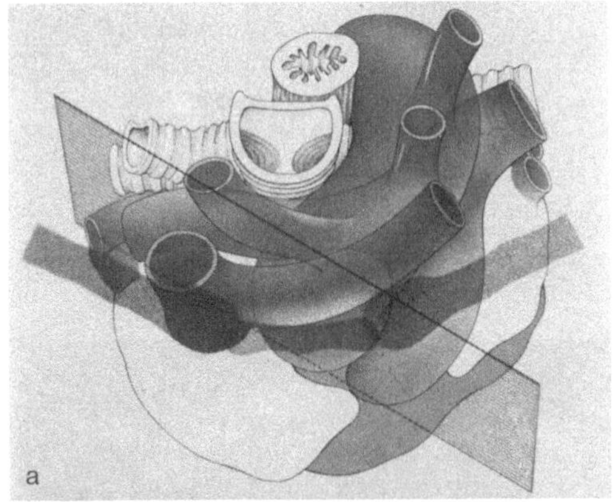

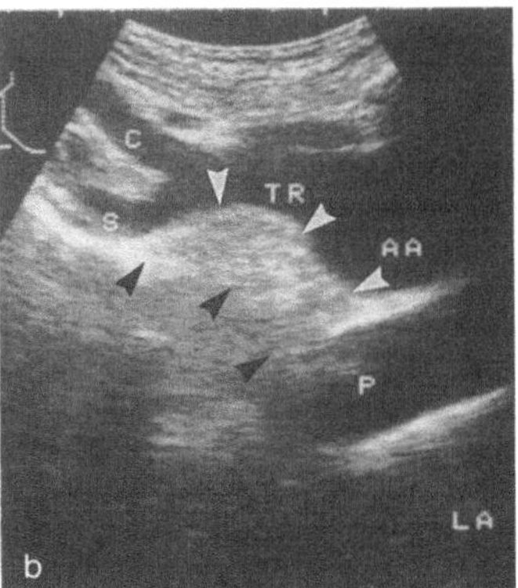

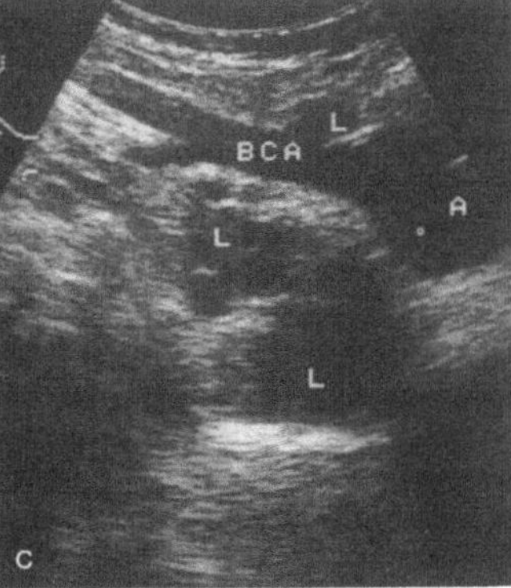

Abb. 8a–c. Suprasternale halbsagittale Schnittführungen in der Ebene des Truncus brachiocephalicus. **a** Darstellung der Schnittebene. **b** Dieser halbsagittale Schnitt zeigt den Abgang des Truncus brachiocephalicus (*TR*) aus dem Aortenbogen (*AA*) und seine Aufzweigung in die A. carotis (*C*) und A. subclavia (*S*). Mit dieser Schnittführung kann man die zwischen Truncus brachiocephalicus und rechter Pulmonalarterie (*P*) gelegene Paratrachealregion (*Pfeile*) beurteilen, die normalerweise homogen-echoreich strukturiert ist. *LA* linker Vorhof. **c** Auf diesem halbsagittalen Schnitt erkennt man in der rechten Paratrachealregion multiple echoarme Hodgkin-Lymphome (*L*) bis 3 cm Durchmesser. *BCA* Truncus brachiocephalicus, *A* Aorta

1.3 Technik der parasternalen mediastinalen Sonographie

Wenn man die mediastinale Anatomie auf Computertomogrammen studiert, so ist eine sonographische Beurteilung des oberen Mediastinums von parasternal wegen des interponierten Lungenparenchyms zunächst nicht vorstellbar (Abb. 9a). Erst durch die strenge Seitenlagerung entsteht – wie in Abb. 9b und c demonstriert – durch Anlagerung des Mediastinums an die vordere Brustwand in nahezu allen Fällen (abgesehen von Patienten mit Lungenemphysem) ein parasternales Schallfenster, über das das Mediastinum sonographisch eingesehen werden kann. Die Breite des akustischen Fensters variiert mit der In- und Exspiration des Patienten, wobei die besten Untersuchungsbedingungen in der Regel in Exspiration angetroffen werden (bei Emphysema-

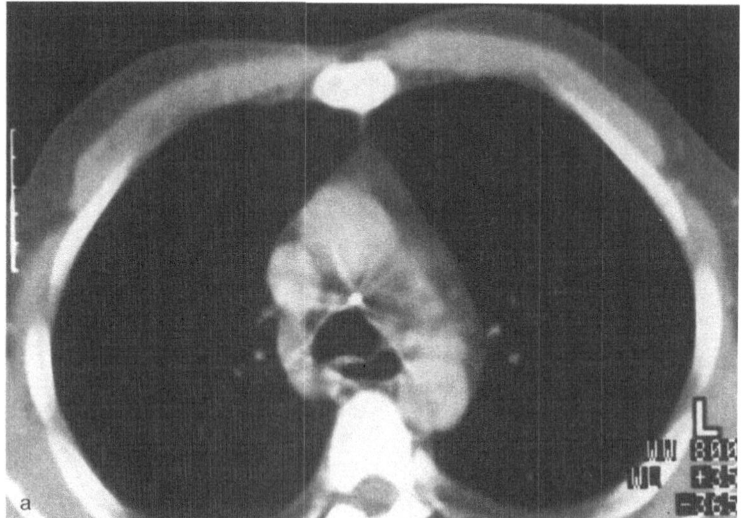

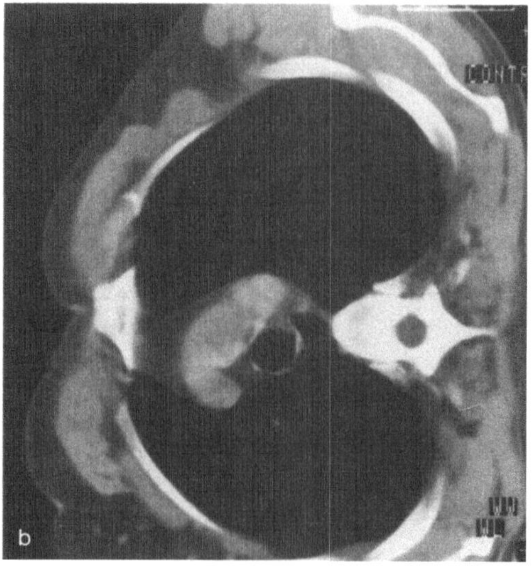

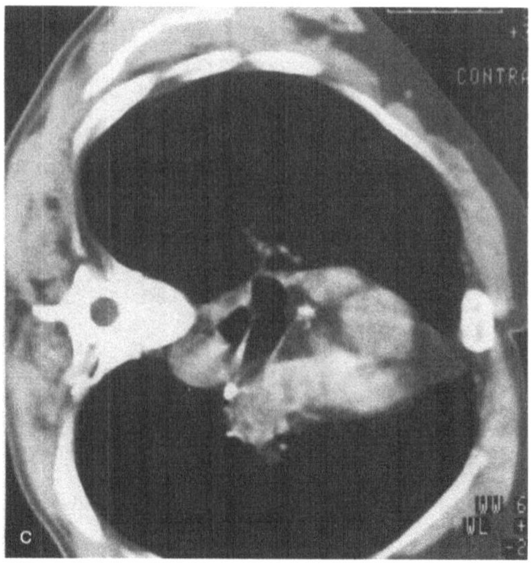

Abb. 9a–c. Parasternale Schallfenster zum Mediastinum (dargestellt im CT). **a** CT des Mediastinums in Rückenlage und Inspiration. Die parasternale sonographische Darstellung des Mediastinums erscheint zunächst nicht möglich, da das interponierte Lungenparenchym die Schalltransmission verhindert. **b** Das in Rechtsseitenlagerung und in Exspiration angefertigte CT des gleichen Patienten zeigt, wie durch Anlagerung des Mediastinums an die vordere Thoraxwand ein rechtsparasternales Schallfenster entsteht. Weiterhin werden die Mediastinalorgane deutlich nach rechts verlagert. **c** In Linksseitenlage des Patienten entsteht in gleicher Weise ein linksparasternales Schallfenster zum Mediastinum

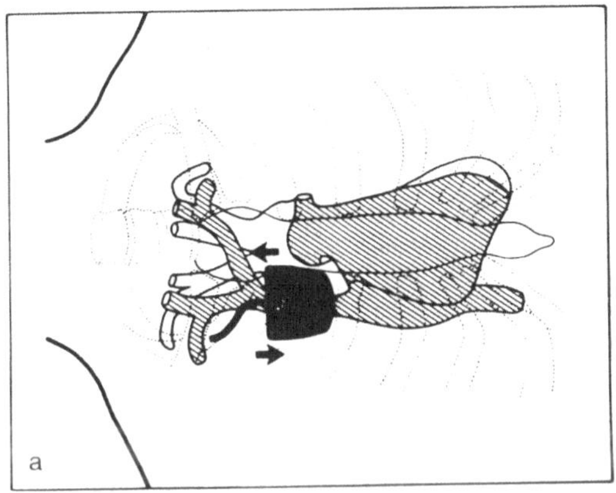

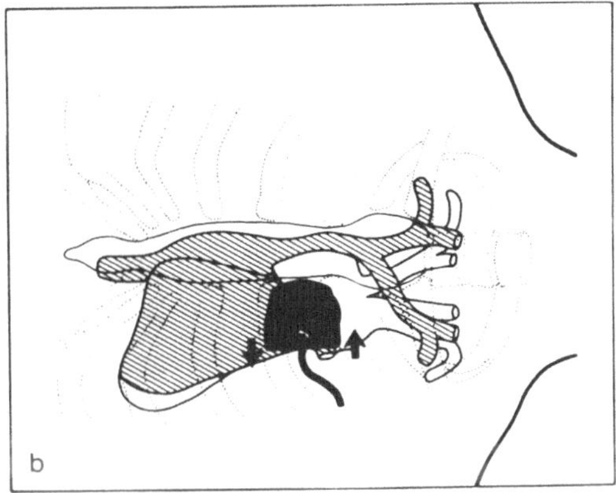

Abb. 10 a, b. Technik der parasternalen Sonographie. **a** In Rechtsseitenlage des Patienten wird der Schallkopf unmittelbar rechts neben dem Sternum aufgesetzt. Durch Kippung des quer aufgesetzten Schallkopfes nach kranial und kaudal (*Pfeile*) entstehen mehr oder minder angulierte Querschnitte des Mediastinums. **b** In Linksseitenlage des Patienten wird die Schallsonde unmittelbar links neben dem Sternum aufgesetzt. Durch Kippung des (zur Längsachse des Patienten ausgerichteten) Schallkopfes entstehen mehr oder minder angulierte sagittale Schnitte des Mediastinums

tikern aus bisher nicht geklärten Gründen jedoch eher in Atemmittellage oder Inspiration). Durch die Seitenlagerung des Patienten wird außerdem eine nicht unbeträchtliche Verlagerung des Mediastinums zu der zu untersuchenden Seite erreicht, so daß durch die kombinierte Untersuchung in Rechts- und Linksseitenlagerung alle retrosternalen Abschnitte des Mediastinums eingesehen werden können (Abb. 10).

Wie bei der suprasternalen Sonographie bieten sich die großen arteriellen und venösen Gefäße als anatomische Leitstrukturen zur sonographischen Orientierung an. Auch bei der parasternalen Sonographie sollte ein systematischer Untersuchungsablauf eingehalten werden, der im folgenden ausführlich beschrieben wird.

Die Untersuchung beginnt in Rechtsseitenlagerung des Patienten mit rechtsparasternalen Querschnitten, wobei der Schallkopf unmittelbar neben dem Sternum aufgesetzt wird. In Abb. 11 a–j sind die von kranial nach kaudal folgenden Querschnitte dargestellt. Hierbei muß berücksichtigt werden, daß die Schallkopfposition bzw. der Interkostalraum, von dem aus sich eine bestimmte Mediastinalregion am besten darstellen läßt, von Patient zu Patient erheblich variieren kann. Dies gilt um so mehr, als in der Praxis keine rein transversalen, sondern mehr oder weniger angulierte transversale Schnittführungen (durch Kippung des Schallkopfes nach kranial oder kaudal) ausgeführt werden (s. Abb. 10 a). Bei jungen Patienten (bis 40 Jahre) stellt außerdem der noch nicht verknöcherte knorpelige Rippenansatz kein eigentliches Untersuchungshindernis dar, so daß der Schallkopf praktisch in jeder beliebigen Höhe aufgesetzt werden kann.

Auf Querschnitten unterhalb der rechten Klavikula (zwischen Klavikula und 1. Rippe oder im 1. Interkostalraum) erscheinen zunächst die Aorta ascendens und die V. cava superior mit den einmündenden brachiozephalen Venen (Abb. 11 c). Bei guten Untersuchungsbedingungen kann sogar der Truncus brachiocephalicus mit der vorgelagerten linken brachiozephalen Vene von rechts parasternal dargestellt werden (Abb. 11 b). Durch Angulierung des Schallkopfes nach kaudal wird bereits die rechte Pulmonalarterie, die die Aorta ascendens und die V. cava superior unterkreuzt, sichtbar (Abb. 11 c–e). Häufig läßt sich von rechtsparasternal sogar der Truncus pulmonalis einsehen (Abb. 11 e). Auf weiter kaudal gelegenen Querschnitten (2. und 3. Interkostalraum) kommt dorsal der Aorta ascendens der linke Vorhof mit den einmündenden Lungenvenen zur Darstellung

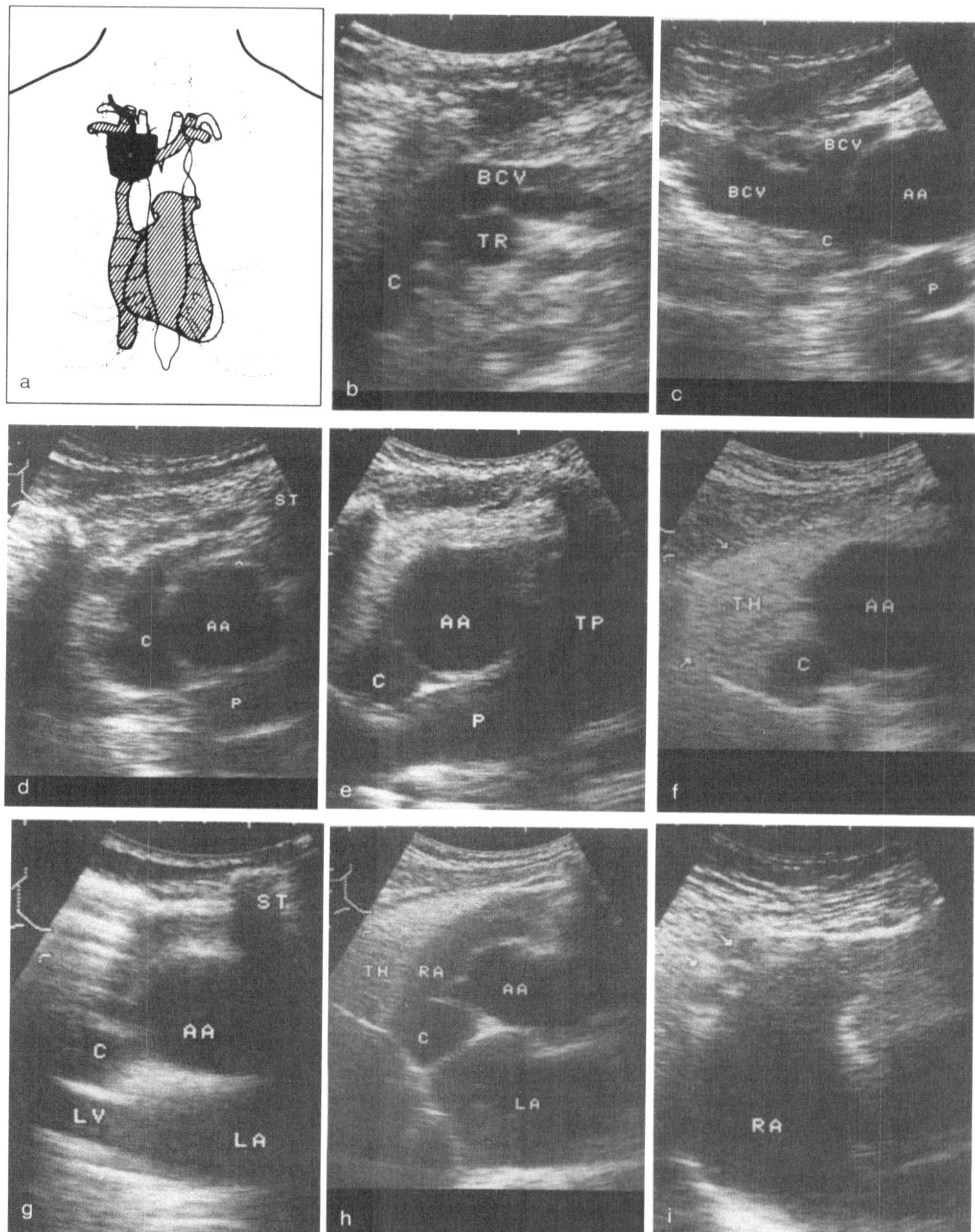

Abb. 11 a–j. Rechtsparasternale transversale Schnittführungen. **a** Schematische Darstellung der Sondenführung. **b** Dieser Querschnitt unmittelbar unterhalb der Klavikula zeigt die Einmündung der linken brachiozephalen Vene (*BCV*) in die V. cava (*C*). *TR* quer angeschnittener Truncus brachiocephalicus. **c** Auf diesem nach kaudal gekippten Querschnitt erkennt man die Einmündung der beiden brachiozephalen Venen (*BCV*) in die V. cava (*C*). Medial der V. cava erscheinen die quer angeschnittene Aorta ascendens (*AA*) und die partiell angeschnittene A. pulmonalis (*P*). **d** Die quer angeschnittene Aorta ascendens (*AA*) und die V. cava (*C*) werden dorsal von der rechten Pulmonalarterie (*P*) unterkreuzt. *ST* Sternum, ^ vorderer Perikardrecessus. **e** Auf diesem Querschnitt ist sogar der Truncus pulmonalis (*TP*) erkennbar. **f** Bei diesem jungen Patienten (14 Jahre) läßt sich ventral der Gefäße der Thymus (*TH*, *Pfeile*) abgrenzen. **g** Auf diesem Querschnitt in Höhe des linken Vorhofes erkennt man die Einmündung der rechten Oberlappenvene (*LV*) in den linken Vorhof (*LA*). *ST* Sternum. **h** Dieser Querschnitt

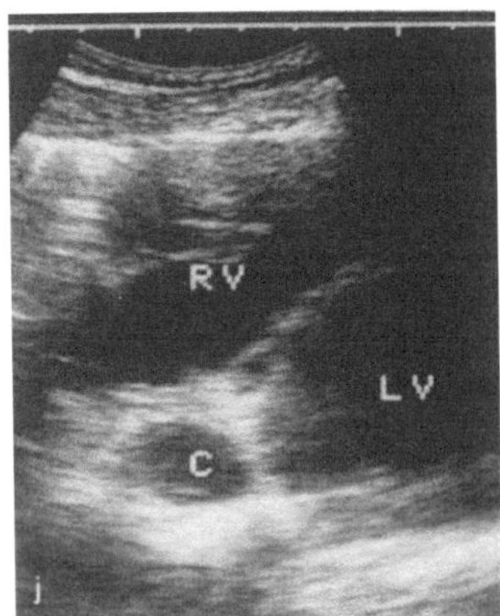

in Höhe des rechten Vorhofdaches zeigt die Einmündung der V. cava superior (*C*) in den rechten Vorhof. Das rechte Herzrohr (*RA*) legt sich sichelförmig um die Aortenwurzel (*AA*). *LA* linker Vorhof, *TH* Thymus. **i** Querschnitt durch die Mitte des rechten Vorhofs (*RA*). **j** Auf diesem Querschnitt unmittelbar oberhalb des Zwerchfells erkennt man den rechten (*RV*) und linken Ventrikel (*LV*) und die V. cava inferior (*C*)

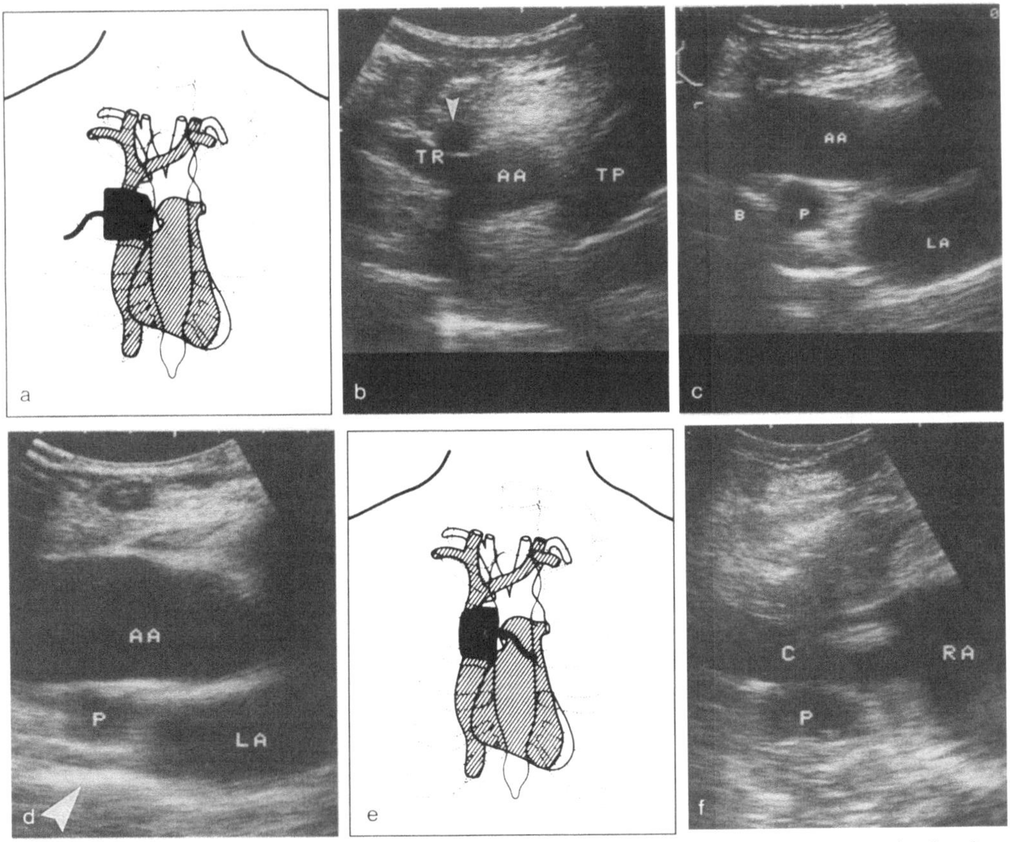

Abb. 12 a–f. Rechtsparasternale sagittale Schnittführungen. **a** Schematische Darstellung der Sondenführung. **b** Dieser Sagittalschnitt zeigt den Abgang des Truncus brachiocephalicus (*TR*) aus dem Aortenbogen (*AA*). Weiter kaudal ist der Truncus pulmonalis (*TP*) angeschnitten. Der *Pfeil* markiert die linke V. anonyma. **c** Dieser Sagittalschnitt zeigt dorsal der Aorta ascendens (*AA*) die rechte A. pulmonalis (*P*) und den rechten Hauptbronchus (*B*) mit distalem Schallschatten. *LA* linker Vorhof. **d** Die dorsal der rechten A. pulmonalis (*P*) und kranial des linken Vorhofs (*LA*) gelegene Subkarinalregion (*Pfeil*) ist sonographisch (bei Gesunden) ein optisch leerer Raum. **e** Durch Kippung der Schallsonde nach medial wird die sagittale Schnittebene nach rechtslateral anguliert. **f** Mit dieser Schallsondeneinstellung kann die Einmündung der V. cava superior (*C*) in den rechten Vorhof (*RA*) dargestellt werden. *P* rechte A. pulmonalis

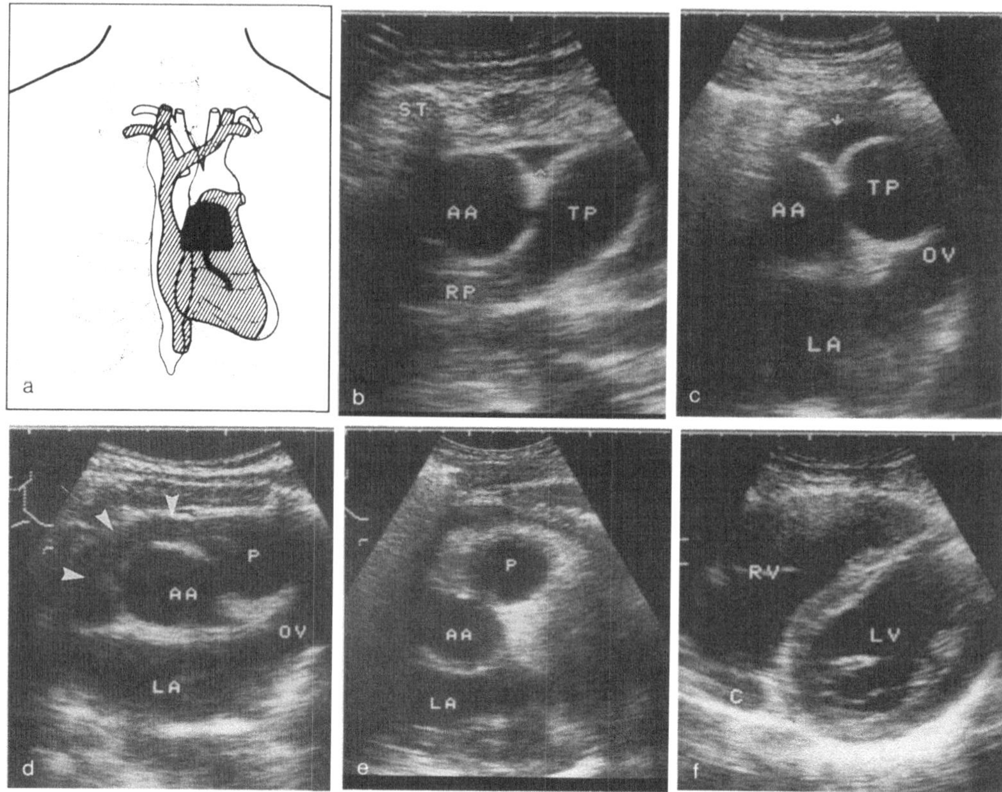

Abb. 13 a–f. Linksparasternale transversale Schnittführungen. **a** Schematische Darstellung der Sondenführung. **b** Dieser Querschnitt zeigt die Aorta ascendens (*AA*), den Truncus pulmonalis (*TP*) und die rechte A. pulmonalis (*RP*), die die Aorta dorsal unterkreuzt. *ST* Sternum. **c** Auf diesem Querschnitt erkennt man die Einmündung der linken Oberlappenvene (*OV*) in den linken Vorhof (*LA*). Der *Pfeil* markiert den vorderen oberen Perikardrecessus. **d** Dieser linksparasternale Querschnitt zeigt sogar Anteile des rechten Vorhofs und des rechten Herzohres (*Pfeile*), das sich sichelförmig um die Aortenwurzel (*AA*) legt. *OV* linke Oberlappenvene. **e** Auf weiter kaudal gelegenen Querschnitten lagert sich der Truncus pulmonalis (*P*) vor die Aorta ascendens (*AA*). *LA* linker Vorhof. **f** Dieser Querschnitt zeigt den rechten (*RV*) und linken Ventrikel (*LV*) und die bereits vom rechten Vorhof separierte V. cava inferior (*C*)

(Abb. 11 g). Die V. cava superior läßt sich bei guten Untersuchungsbedingungen in ihrem gesamten Verlauf bis zur Einmündung in den rechten Vorhof verfolgen (Abb. 11 b–h). Schließlich wird der Präkardialraum vor dem rechten Vorhof und der rechten Herzkammer bis zum Zwerchfell durchmustert (Abb. 11 i, j).

Anschließend wird das Mediastinum in Sagittalschnitten von rechtsparasternal (2. und 3. Interkostalraum) untersucht, wobei zunächst die Aorta ascendens im Längsschnitt dargestellt wird (Abb. 12 b–d). Bei guten Schallbedingungen läßt sich der Abgang des Truncus brachiocephalicus aus dem Aortenbogen darstellen (Abb. 12 b). Dorsal der Aorta ascendens erkennt man quer angeschnitten die rechte Pulmonalarterie und den linken Vorhof (Abb. 12 c, d). Der rechte Hauptbronchus kann aus schallphysikalischen Gründen (s. Kap. 2) nur in Einzelfällen kranial der rechten Pulmonalarterie sonographisch abgegrenzt werden (Abb. 12 c). Zur sonographischen Lokalisation der Subkarinalregion müssen deshalb im wesentlichen die benachbarten vaskulären Strukturen – ventral die Aorta ascendens und die rechte Pulmonalarterie, kaudal

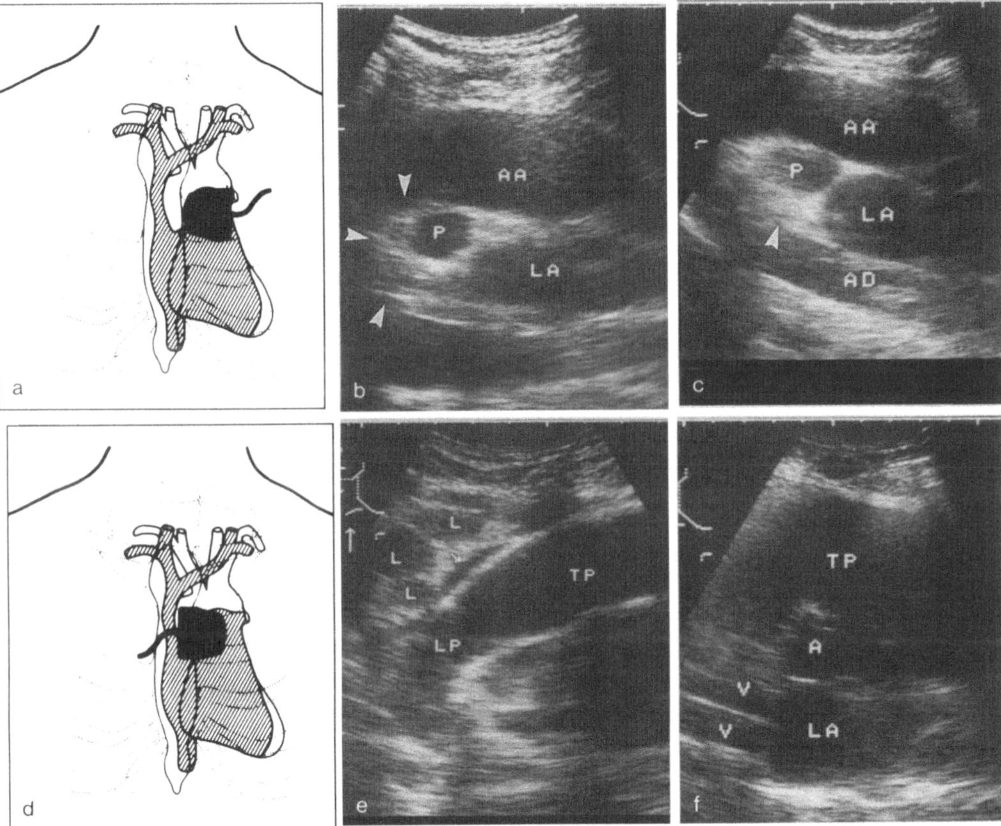

Abb. 14 a–f. Linksparasternale sagittale Schnittführungen. **a** Schematische Darstellung der Sondenführung. **b** Dieser Sagittalschnitt zeigt fast den gesamten Aortenbogen mit Anteilen des aortopulmonalen Fensters (*Pfeile*). Auch die dorsal der Pulmonalarterie (*P*) und kranial des linken Vorhofes (*LA*) gelegene Subkarinalregion ist sonographisch gut beurteilbar. *AA* Aorta ascendens. **c** Auf diesem Sagittalschnitt kann man die Aorta descendens (*AD*) sehr weit nach kaudal verfolgen. Die Subkarinalregion (*Pfeil*) ist homogen echoreich strukturiert. **d** Durch Kippung der Schallsonde nach medial wird die sagittale Schnittebene nach linkslateral anguliert. **e** Mit dieser Schallkopfeinstellung lassen sich der Truncus pulmonalis (*TP*) und die linke Pulmonalarterie (*LP*) im Längsschnitt darstellen. Ventral der linken Pulmonalarterie sind multiple echoarme Hodgkin-Lymphome (*L*) erkennbar. **f** Durch weitere Angulierung der Schnittebene kann man bei günstigen Bedingungen die Einmündung der linken Lungenvenen (*V*) in den linken Vorhof (*LA*) darstellen. *A* Aortenwurzel

der linke Vorhof – herangezogen werden. Durch Kippung des Schallkopfes nach rechts und links läßt sich die gesamte Subkarinalregion erfassen. Wird die sagittale Schnittebene weit nach rechtslateral anguliert (Abb. 12e), so kann im Idealfall die V. cava superior in ihrem gesamten Verlauf bis zur Einmündung in den rechten Vorhof dargestellt werden (Abb. 12f). Bei weit nach medial gekippter Schnittebene wird in Einzelfällen der Truncus pulmonalis partiell sichtbar (Abb. 12b).

Im zweiten Untersuchungsteil wird der Patient auf die linke Seite gelagert. Zunächst werden wieder linksparasternale axiale Schnitte von kranial nach kaudal angefertigt, die in Abb. 13a–f dargestellt sind. Auf kranialen Querschnitten (1. oder 2. Interkostalraum) erscheint als erstes Gefäß wieder die Aorta ascendens. Weiter kaudal (2. Interkostalraum) kommt linkslateral der Aorta ascendens der Truncus pulmonalis mit der rechten Pulmonalarterie zur Darstellung, die die Aorta ascendens unterkreuzt (Abb. 13b). Im weiteren Verlauf lagert sich der Truncus pulmonalis vor die Aorta ascendens (Abb. 13d, e). Dorsal der Aorta ascendens erscheint der linke Vorhof mit der Einmündung der Lungenvenen (Abb. 13c, d). Gelegentlich kann man von linksparasternal sogar Anteile des rechten Vorhofes und des rechten Herzohres, das die Aortenwurzel von ventral umgreift, darstellen (Abb. 13d).

Schließlich wird der Präkardialraum bis zum Zwerchfell unter besonderer Berücksichtigung des linken kardiophrenischen Winkels durchmustert (Abb. 13f).

In den folgenden linksparasternalen Sagittalschnitten (2. und 3. Interkostalraum) wird zunächst die Aorta ascendens mit der dorsal gelegenen, quer angeschnittenen rechten Pulmonalarterie und dem linken Vorhof eingestellt (Abb. 14a–c). In Einzelfällen kann die Aorta descendens oder der gesamte Aortenbogen einschließlich des aortopulmonalen Fensters von linksparasternal eingesehen werden (Abb. 14b, c). Zur Durchmusterung der Prävaskular- und Subkarinalregion wird der Schallkopf nach rechts und links gekippt. Durch Angulierung der Schnittebene nach linkslateral (Abb. 14d) läßt sich der Truncus pulmonalis mit der Abzweigung der linken Pulmonalarterie im Längsschnitt darstellen (Abb. 14e). In Einzelfällen kann man durch extreme Kippung der Schnittebene sogar die Einmündung der Lungenvenen in den linken Vorhof abbilden (Abb. 14f). Schließlich wird auch der Präkardialraum einschließlich des linken kardiophrenischen Winkels in Sagittalschnitten durchmustert.

Abschließend möchten wir darauf hinweisen, daß das Mediastinum bei jungen Patienten auch transsternal durch die noch nicht verknöcherte Synchondrosis sternalis eingesehen werden kann (Abb. 15). Dieser Zugang hat sich jedoch in der Routinediagnostik nicht durchsetzen können, da die Beurteilung des Mediastinums auf eine Schnittebene meist in Höhe der rechten Pulmonalarterie (s. Abb. 15) begrenzt ist.

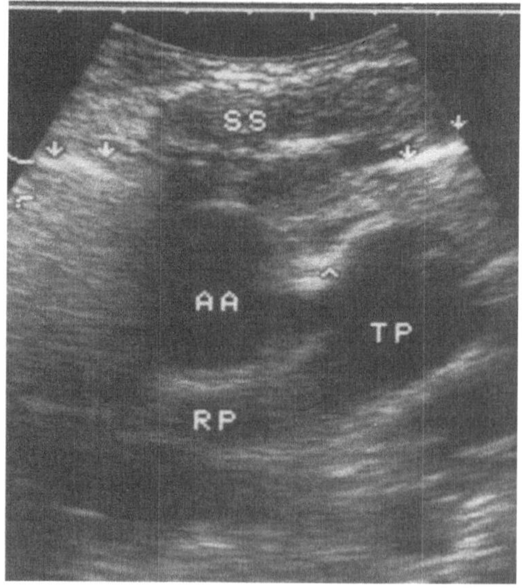

Abb. 15. Transsternale mediastinale Sonographie. Dieser Querschnitt durch die Synchondrosis sternalis (*SS*) zeigt die Aorta ascendens (*AA*) und den Truncus pulmonalis (*TP*) mit dem Abgang der rechten Pulmonalarterie (*RP*). Der Bildausschnitt wird durch den Schallschatten der rechten und linken Pleura, die als helles Reflexband durch *Pfeile* markiert ist, nach lateral begrenzt (^ Recessus superior)

Der rechts- und linksparasternale Zugang dient im wesentlichen der sonographischen Beurteilung des vorderen Mediastinums (Prävaskular- und Perikardialregion) und der dorsal der rechten Pulmonalarterie und kranial des linken Vorhofs gelegenen Subkarinalregion. In diesem Zusammenhang sei noch einmal darauf hingewiesen, daß das die mediastinalen Gefäße umgebende Fett- und Bindegewebe einschließlich der hierin enthaltenen Lymphknoten normalerweise homogen echoreich strukturiert ist und daß die einzelnen mediastinalen Kompartimente somit in der sonographischen Optik als „leere" Räume imponieren.

1.4 Besondere sonomorphologische Aspekte der mediastinalen Anatomie

1.4.1 Sonographische Darstellungsmöglichkeiten von normalen mediastinalen Lymphknoten

Wie bereits im vorausgehenden Abschnitt mehrfach erwähnt, sind normale mediastinale Lymphknoten wegen fehlender Impedanzunterschiede zum umgebenden Gewebe mit üblichen Schallsonden (3,5 MHz) sonographisch nicht darstellbar. Dieser Grundsatz deckt sich mit langjährigen Erfahrungswerten aus anderen Körperregionen (z. B. Intra- und Retroperitonealregion), in denen sich Lymphknoten sonographisch ebenfalls nicht vom umgebenden Fett- und Bindegewebe abgrenzen lassen (Heckemann 1983; Beyer et al. 1983).

1.4.2 Sonographische Darstellungsmöglichkeiten des Thymus

Die Größe und die Echomorphologie des Thymus ändert sich mit dem Alter des Patienten. Bis zur Pupertät besitzt der Thymus eine homogen-echoreiche Binnenstruktur, vergleichbar mit der Echotextur von Schilddrüsengewebe, so daß sich das Organ in der Regel sonographisch gut von dem umgebenden Gewebe abgrenzen läßt (Abb. 16) (Lemaitre et al. 1987). Mit der in der Pupertät einsetzenden, unterschiedlich schnell fortschreitenden fettigen Involution des Thymus nimmt auch die Echogenität der Drüse ab, die sich schließlich sonographisch nicht mehr von dem Fett- und Bindegewebe des vorderen Mediastinums demarkieren läßt.

Nach unseren bisherigen Erfahrungen, die sich auf mehr als 1500 sonographische

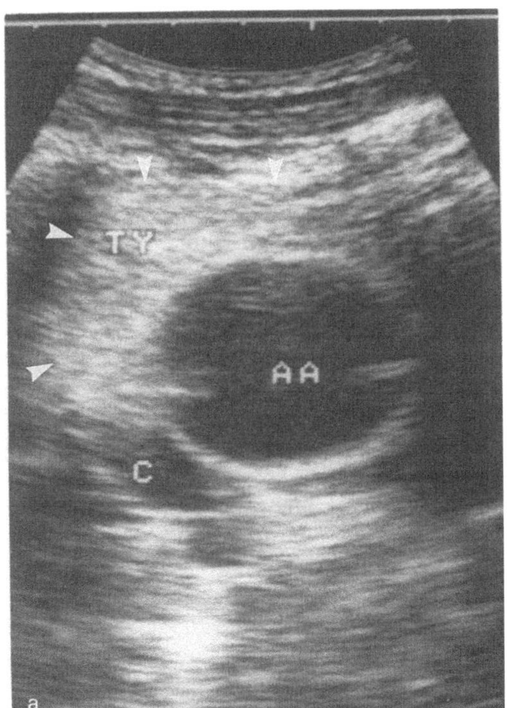

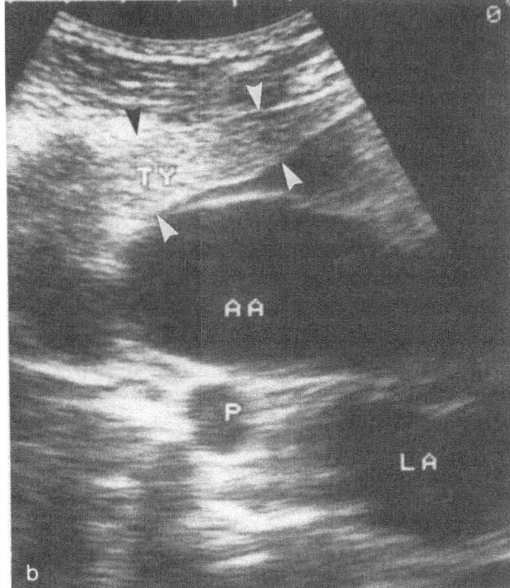

Abb. 16 a, b. Sonomorphologie des jugendlichen Thymus (14jähriger Junge). **a** Dieser rechtsparasternale Querschnitt zeigt ventral der Aorta ascendens (*AA*) und der V. cava (*C*) homogen-echoreich strukturiertes Thymusgewebe (*TY, Pfeile*). **b** Auf dem korrespondierenden Längsschnitt erkennt man die typische zungenförmige Konfiguration (*Pfeile*) des Thymus (*TY*). *P* rechte A. pulmonalis, *LA* linker Vorhof

Untersuchungen des Mediastinums beziehen, kann normales residuales Thymusgewebe im Erwachsenenalter (ab 18 Jahren) sonographisch nicht mehr vom umgebenden Gewebe abgegrenzt werden. Jeder sonographisch im Erwachsenenalter abgrenzbaren Thymusdrüse liegt nach unseren Erfahrung ein pathologischer Prozeß (meist eine neoplastische Infiltration) zugrunde. Auf Einzelheiten der Sonomorphologie von Thymuserkrankungen werden wir in Kapitel 4 eingehen.

1.4.3 Sonomorphologie der Perikardrecessus

Während sich einzelne Arbeiten in der computertomographischen und kernspintomographischen Literatur (Levy-Ravetch 1985; Aronberg et al. 1984; Choe et al. 1987; McMurdo et al. 1985) extensiv mit der Anatomie und der Differentialdiagnose der perikardialen Recessus beschäftigen, wurde dieses Thema in der kardiologischen sonographischen Literatur bisher kaum berücksichtigt. Da die perikardialen Recessus insbesondere von parasternal bei fast jedem Patienten sonographisch sichtbar sind, sollen die sonographischen Aspekte dieser physiologischen, flüssigkeitsgefüllten Hohlräume etwas ausführlicher beschrieben werden.

Von den zahlreichen perikardialen Recessus – dem Sinus superior pericardii, Sinus transversus, Sinus obliquus pericardii, Sinus pulmonalis sinistra, Sinus retrocavale, Sinus venae pulmonales – sind in der sonographischen Praxis nur der Sinus superior pericardii und der Sinus transversus von Bedeutung, deren Anatomie in Abb. 17 dargestellt ist. Die übrigen Perikardrecessus können nach unseren bisherigen Erfahrungen unter physiologischen Bedingungen (kein Perikarderguß) sonographisch nicht dargestellt werden.

Die obere perikardiale Umschlagslinie reicht auf der Aorta ascendens fast bis an den Abgang des Truncus brachiocephalicus, auf dem Truncus pulmonalis bis nahe an die Teilungsstelle heran (s. Abb. 17). Der durch den hohen Ansatz des Perikards gebildete Sinus superior besitzt einen ventralen und einen dorsalen Anteil. Der ventrale Anteil liegt ventral der Aorta ascendens, dem Truncus pulmonalis und der V. cava superior (s. Abb. 17). Zwischen der Aorta ascendens und der V. cava besteht eine Kommunikation zum Sinus transversus und zum dorsalen Anteil des Sinus superior, der hauptsächlich aus einer zwischen Aorta ascendens und rechten Pulmonalarterie gelegenen Tasche besteht und an der Hinterwand der Aorta relativ weit nach kranial (bis 6 cm) reichen kann. Auf der rechten Seite steht der Sinus superior mit einem die V. cava zirkulär umfassenden Recessus in Verbindung.

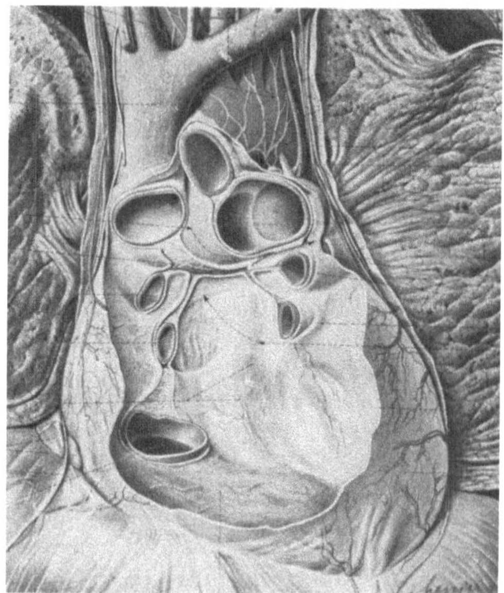

Abb. 17. Anatomische Darstellung der Perikardrecessus. Ventralansicht des von ventral eröffneten Herzbeutels nach Herausnahme des Herzens. Man erkennt den durch den hohen Ansatz des Perikards gebildeten ventralen und dorsalen Anteil des Sinus superior, der dorsal kontinuierlich in den Sinus transversus pericardii (*gestrichelte Linie mit Pfeilen*) übergeht. (Aus Sobotta u. Becher 1969)

Der hinter der Aorta ascendens und dem Truncus pulmonalis verlaufende Sinus transversus besteht aus einem ventralen vertikalen, mittleren horizontalen und dorsalen vertikalen Segment (Choe et al. 1987). Der mittlere horizontale Anteil liegt zwischen der rechten Pulmonalarterie und dem linken Vorhof. Der ventrale vertikale Anteil liegt dorsal der Aortenwurzel und geht nach kranial kontinuierlich in den Sinus superior über. Der dorsale Anteil des Sinus transver-

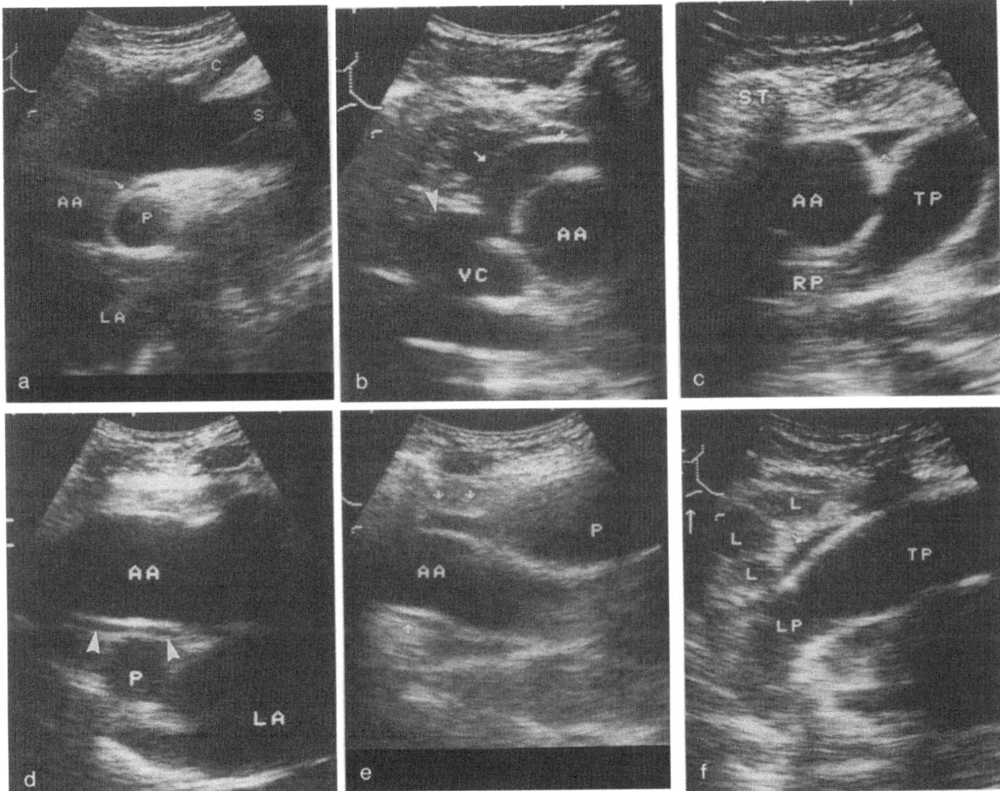

Abb. 18a–f. Sonomorphologie des Sinus superior pericardii. **a** Dieses suprasternale Sonogramm (halbsagittale Schnittführung) zeigt zwischen Aorta ascendens (*AA*) und rechter Pulmonalarterie (*P*) den dorsalen Anteil des oberen Perikardrecessus (*Pfeil*) als spaltförmigen, flüssigkeitsgefüllten Raum. *LA* linker Vorhof. **b** Auf diesem rechtsparasternalen Querschnitt erkennt man ventral der V. cava (*VC*) und der Aorta ascendens (*AA*) den vorderen Anteil des Recessus superior (*Pfeile*). **c** Dieser linksparasternale Querschnitt zeigt den vorderen Anteil des Recessus superior (*Pfeilspitze*), der durch die Einbuchtung zwischen Aorta und Truncus pulmonalis (*TP*) eine typische dreieckförmige Gestalt annimmt. **d** Auf diesem rechtsparasternalen Sagittalschnitt erkennt man dorsal der Aorta ascendens (*AA*) den hinteren Anteil des Recessus superior als schmalen flüssigkeitsgefüllten Spaltraum (*Pfeil*). *P* rechte A. pulmonalis, *LA* linker Vorhof. **e** Dieser Sagittalschnitt zeigt den vorderen (*2 Pfeile*) und den hinteren Anteil (*Pfeil*) des Recessus superior. *P* partiell angeschnittener Truncus pulmonalis. **f** Dieser linksparasternale Sagittalschnitt zeigt den ventral des Truncus pulmonalis (*TP*) gelegenen Anteil des Recessus superior (*Pfeil*). *LP* linke A. pulmonalis, *L* Lymphome

sus besteht aus einem hinter den linken Vorhof reichenden, vertikal verlaufenden Spalt.

Sonomorphologie des Sinus superior pericardii

Über den suprasternalen Zugang lassen sich in der Regel nur die dorsalen, hinter der Aorta ascendens gelegenen Anteile des Sinus superior darstellen (Abb. 18a). Wesentlich günstigere Abbildungsbedingungen bietet der parasternale Zugang, über den nahezu alle Segmente des oberen Perikardrecessus eingesehen werden können (Abb. 18b–f). Auf den Abb. 18b und c sind die vorderen Abschnitte des Sinus superior in rechts- und linksparasternalen Querschnitten dargestellt. Zwischen der Aorta ascendens und dem Truncus pulmonalis besteht in der Regel eine kleine Einbuchtung, durch die der vordere Recessus eine typische dreieckförmige Konfiguration annimmt

(Abb. 18c). Auf den folgenden sagittalen Schnitten (Abb. 18d–f) sind die vorderen und hinteren Anteile des oberen Recessus abgebildet. An der Kreuzungsstelle der rechten Pulmonalarterie und der Aorta ascendens geht der dorsale Anteil des oberen Perikardrecessus bereits in den Sinus transversus über (Abb. 18d).

Sonomorphologie des Sinus transversus pericardii

Auf suprasternalen, koronaren und halbsagittalen Schnitten ist relativ häufig der zwischen Aorta ascendens und rechter Pulmonalarterie verlaufende ventrale vertikale Anteil (s. Abb. 18a) und der zwischen rechter Pulmonalarterie und linkem Vorhof gelegene horizontale Anteil (Abb. 19a) des Sinus transversus erkennbar. Auf parasternalen axialen und sagittalen Schnitten läßt sich der Sinus transversus unter physiologischen Bedingungen zumindest andeutungsweise fast immer darstellen (Abb. 19b, c).

Der dorsale, spaltförmig hinter den linken Vorhof reichende Anteil des Sinus transversus ließ sich bisher sonographisch nicht nachweisen.

Genaue Kenntnisse über die Anatomie der perikardialen Recessus sind insbesondere für die computertomographische Beurteilung des Mediastinums von Bedeutung. Die auch unter physiologischen Bedingungen unterschiedlich weiten Spalträume können auf Computertomogrammen ohne weiteres als solide Raumforderungen (z. B. als Thymome oder Lymphome) fehlinterpretiert werden (Levy-Ravetch 1985; Aronberg et al. 1984). Demgegenüber läßt das sonographische Bild der Perikardrecessus mit ihrer

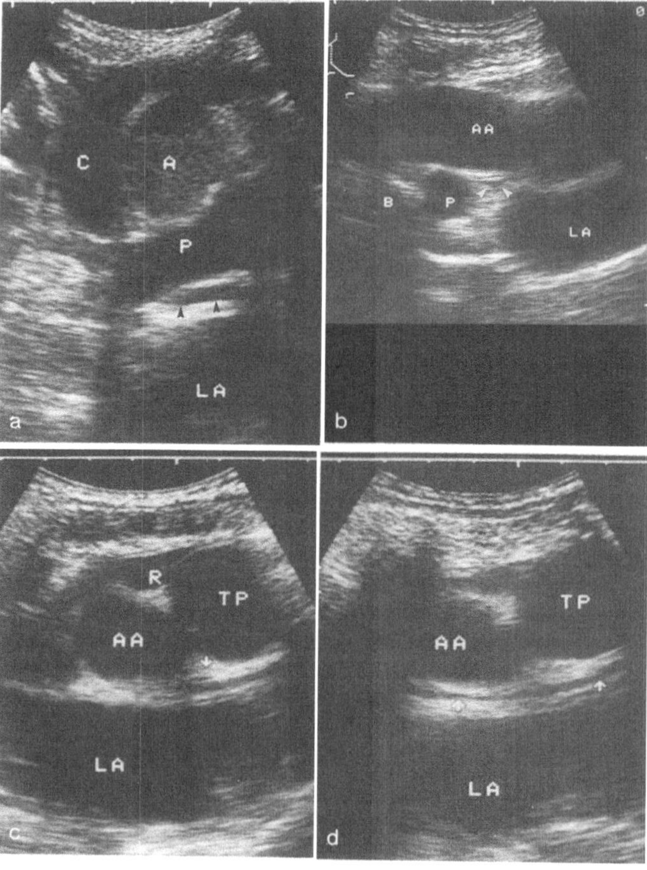

Abb. 19a–d. Sonomorphologie des Sinus transversus pericardii. **a** Dieser suprasternale koronare Schnitt zeigt den zwischen rechter Pulmonalarterie (*P*) und linkem Vorhof (*LA*) gelegenen horizontalen Anteil des Sinus transversus (*Pfeile*). *A* Aorta, *C* V. cava. **b** Auf diesem rechtsparasternalen Sagittalschnitt ist der zwischen Aorta ascendens (AA) und Pulmonalarterie (*P*) gelegene ventrale vertikale Anteil des Sinus transversus (*Pfeile*) erkennbar (*B* rechter Hauptbronchus). **c** Auf diesem linksparasternalen Querschnitt erkennt man dorsal des Truncus pulmonalis (*TP*) eine tubuläre Struktur (*Pfeil*), die der linken Koronararterie entsprechen könnte. **d** Durch die variable Schnittführung läßt sich diese Struktur (*Pfeile*) eindeutig als Sinus transversus pericardii identifizieren. *R* vorderer oberer Perikardrecessus

eindeutig liquiden Konsistenz und der durch die variable Schnittführung nachvollziehbaren charakteristischen Form keine differentialdiagnostischen Abgrenzungsprobleme gegenüber soliden Raumforderungen aufkommen. Für die sonographische Beurteilung des Mediastinums haben die Perikardrecessus jedoch insofern eine praktische Bedeutung, als sie von unerfahrenen Untersuchern als Aortendissektion oder als Gefäße (z. B. linke Koronararterie) fehlinterpretiert werden können (s. Abb. 19c, d).

1.4.4 Sonographische Darstellungsmöglichkeiten von kleineren vaskulären und nervalen mediastinalen Strukturen

Während sich die vorausgehend beschriebenen größeren mediastinalen Gefäße sonographisch grundsätzlich immer darstellen lassen, sind die Beurteilungsmöglichkeiten der kleineren vaskulären Strukturen – der V. azygos, der Koronararterien, der Mammariagefäße und des Ductus thoracicus – wegen ihrer Lokalisation oder ihres geringen Gefäßkalibers erheblich eingeschränkt.

Von den oben genannten Gefäßen können im Grunde nur die V. azygos, die Koronararterien und die Mammariagefäße (unter Verwendung von 7,5 MHz-Sonden) mit wechselndem Erfolg sonographisch abgebildet werden. Mit bisher verwendeten Schallsonden läßt sich der Mündungsbereich der V. azygos in die V. cava superior von suprasternal nur mit einer strengen sagittalen Schnittführung darstellen (Abb. 20). Die übrigen Abschnitte des Azygosbogens liegen in einer sonographisch nicht einsehbaren lateralen Ausbuchtung der Pleura mediastinalis.

Die sonographischen Darstellungsmöglichkeiten der Koronararterien sind wegen der wechselnd guten perkutanen Schallbedingungen sehr inkonstant, so daß ein klinischer Einsatz der Sonographie bei koronaren Gefäßerkrankungen zur Zeit noch nicht vorstellbar ist. Am besten können noch die proximalen Abschnitte des linken Koronararterienhauptstammes von

Abb. 20. Sonographische Darstellung der V. azygos. Dieser streng sagittale suprasternale Schnitt zeigt die Einmündung der V. azygos (*Pfeil*) in die längs dargestellte V. cava (*C*)

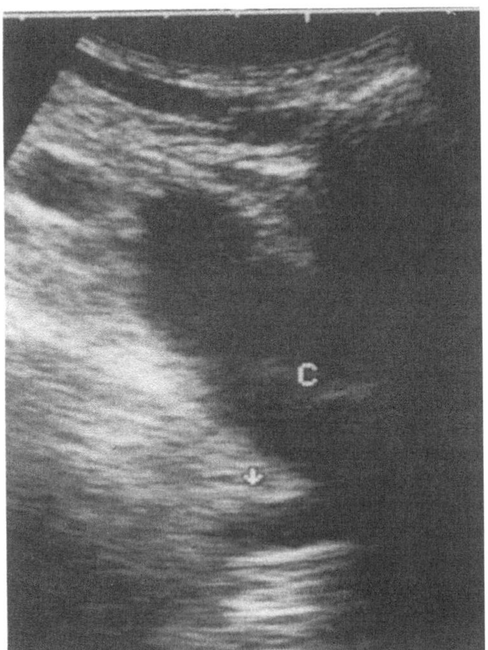

Abb. 21. Dieser linksparasternale Querschnitt zeigt den Abgang der linken Koronararterie (*Pfeil*) aus der Aorta (*AA*). *TP* Truncus pulmonalis, *LA* linker Vorhof

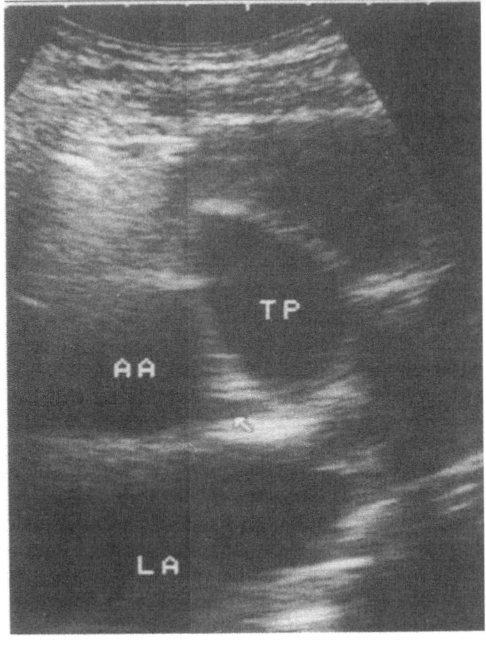

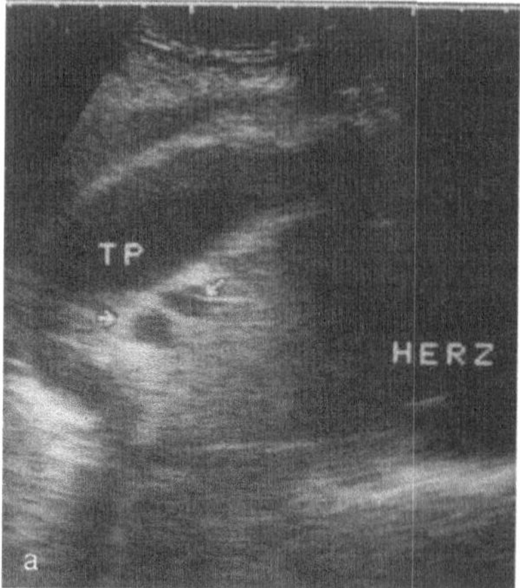

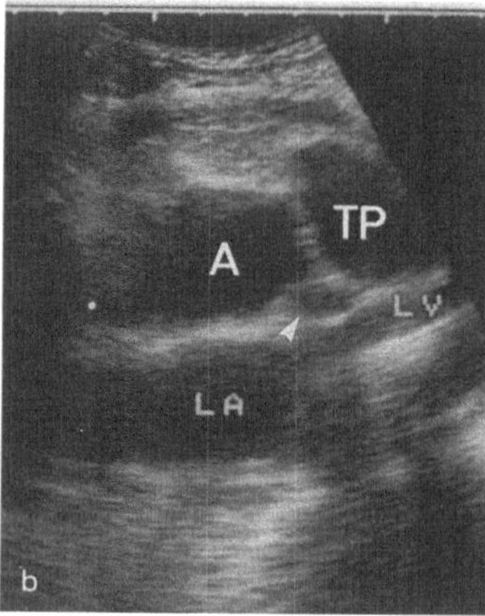

Abb. 22 a, b. Vorteile der variablen sonographischen Schnittführung in der Differenzierung von kleinen vaskulären Strukturen. **a** Auf diesem linksparasternalen Sagittalschnitt erkennt man dorsal des Truncus pulmonalis (*TP*) 2 quer angeschnittene Gefäße (*Pfeile*), die zunächst nicht eindeutig zugeordnet werden können. **b** Dieser auf die Längsachse des dorsalen Gefäßes eingestellte Querschnitt zeigt dessen Einmündung in den linken Vorhof (*LA*). Es handelt sich somit um die linke Oberlappenvene (*LV*). Das ventrale Gefäß (*Pfeil*) läßt sich bis zu seinem Abgang aus der Aorta verfolgen, so daß es sich hierbei um die linke Koronararterie handelt. A Aorta ascendens, *TP* Truncus pulmonalis

linksparasternal eingesehen werden (Abb. 21). Wegen des geschlängelten Verlaufes der Koronararterien lassen sich auf den einzelnen Aufnahmen immer nur kleinere Abschnitte von ihnen abbilden. Die Differenzierung der linken Koronararterie gegenüber dem Sinus transversus oder der linken Lungenoberlappenvene erscheint uns sonographisch wegen der variablen Schnittführung einfacher (Abb. 19 und 22) als mit der starren Schnittführung der anderen bildgebenden Verfahren CT und MR (Paulin et al. 1987). Die sonographische Darstellung der rechten Koronararterie gelingt nach unseren bisherigen Erfahrungen nur in Einzelfällen bei optimalen Untersuchungsbedingungen (Abb. 23).

Die oberflächlich gelegenen, sonographisch gut zugänglichen Mammariagefäße können nur mit hochauflösenden Schallsonden (7,5–10 MHz) dargestellt werden (Abb. 24) (Scatarige et al. 1989). Das gleiche gilt für den Ductus thoracicus, dessen Einmündungsstelle im linken Venenwinkel sonographisch von suprasternal gut zugänglich ist (Abb. 25).

Die mediastinalen Nerven (Nn. vagi und N. phrenicus) sind wie in anderen Körperstammregionen sonographisch nicht vom umgebenden Gewebe abgrenzbar.

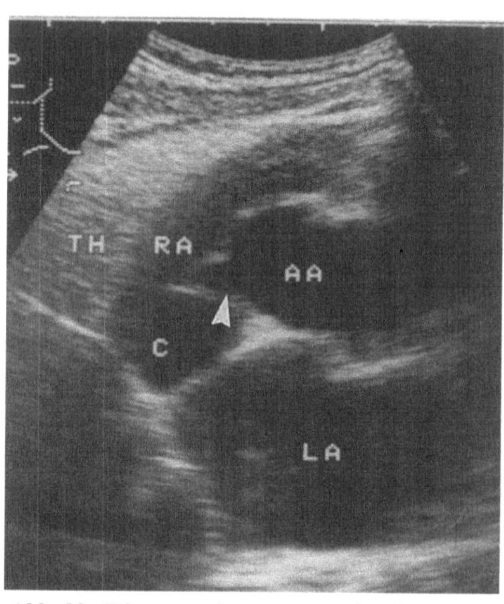

Abb. 23. Dieser rechtsparasternale Querschnitt zeigt den Abgang der rechten Koronararterie (*Pfeil*) aus der Aorta (*AA*). *RA* rechtes Herzohr, *TH* Thymus, *C* V. cava, *LA* linker Vorhof

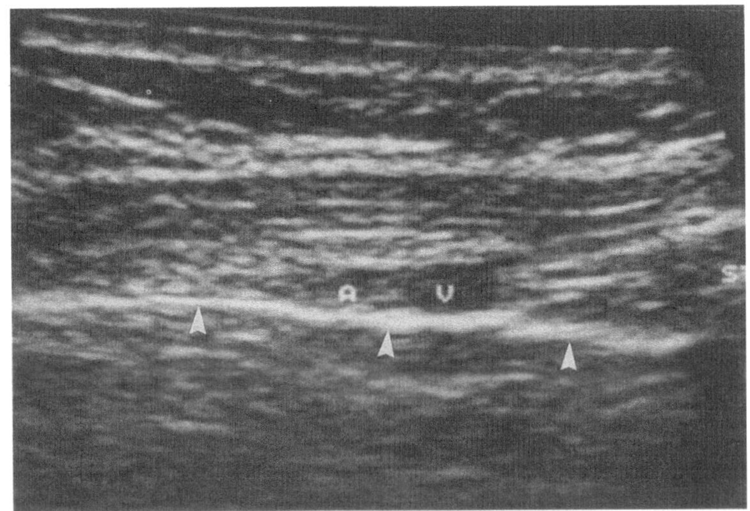

Abb. 24. Sonographische Darstellung der Mammariagefäße. Dieser rechtsparasternale Querschnitt (7,5 MHz) zeigt die unmittelbare subpleural gelegene Arteria (*A*) und Vena (*V*) mammaria. *ST* Sternum; *Pfeile* Pleura

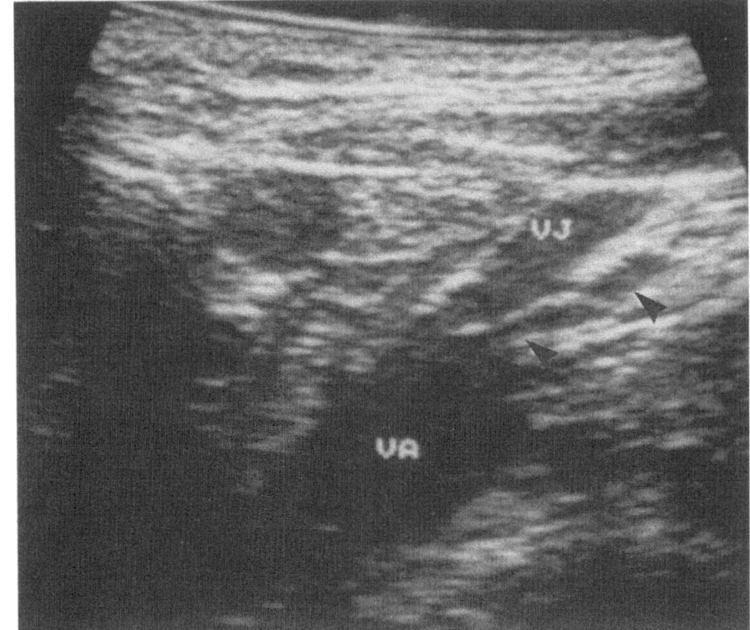

Abb. 25. Sonographische Darstellung des Ductus thoracicus. Auf diesem suprasternalen Schnitt (7,5 MHz) erkennt man den im Venenwinkel einmündenden Ductus thoracicus (*Pfeile*). *VJ* V. jugularis, *VA* linke V. anonyma

1.5 Häufigkeit und Ursachen von diagnostisch nicht verwertbaren sonographischen Untersuchungen des Mediastinums

Der Anteil der diagnostisch nicht verwertbaren sonographischen Untersuchungen lag bei 182 untersuchten Patienten (s. Kap. 3) in Abhängigkeit von der zu beurteilenden Mediastinalregion zwischen 4% (Supraaortalregion) und 15% (Subkarinalregion). Diese Angaben beziehen sich jedoch auf ein Patientenkollektiv, bei dem teilweise eine Bestrahlung des Mediastinums oder eine Operation vorausgegangen war.

Um der Fragestellung nachzugehen, welche mediastinalen Kompartimente und Gefäße über den jeweiligen Zugang unter physiologischen Bedingungen sonographisch beurteilt werden können, wurden innerhalb eines Zeitraumes von 2 Monaten 30 Personen (12 Frauen, 18 Männer; 21–73 Jahre, Durchschnitt: 42 Jahre) mit einem unauffäligen Röntgen- und CT-Befund des Mediastinums untersucht. 9 Patienten mit computertomograpisch gesichertem Normalbefund kamen zum initialen Staging eines neu diagnostizierten Hodgkin- oder Non-Hodgkin-Lymphoms. 13 Patienten wurden zur Kontrolluntersuchung bei erfolgreich behandelten Lymphomerkrankungen zugewiesen. Bei diesen Patienten war weder ein mediastinaler Lymphknotenbefall noch eine Bestrahlungstherapie vorausgegangen. 8 gesunde Personen stellten sich freiwillig der Untersuchung.

Die sonographische Beurteilbarkeit der mediastinalen Gefäßstrukturen und der hierdurch definierten mediastinalen Kompartimente wird in Tabelle 1 wiedergegeben.

Die Supraaortalregion konnte bei allen

Tabelle 1. Sonographische Darstellbarkeit von mediastinalen Gefäßen und Kompartimenten (n = 30)

Zugang	Sonographischer Befund	n	[%]
Suprasternal	Supraaortalregion beurteilbar[a]	30	100
	Paratrachealregion beurteilbar[b]	28	93
	– Truncus brachiocephalicus darstellbar	30	100
	– rechte Pulmonalarterie darstellbar	28	93
	Aortopulmonales Fenster beurteilbar[c]	28	93
	– Aortenbogen darstellbar	30	100
	– Pulmonalarterie darstellbar	28	93
Transsternal	Vorderes Mediastinum partiell beurteilbar[d]	7	23
	– mehr als ein Gefäß darstellbar	3	10
Rechtsparasternal	Vorderes Mediastinum beurteilbar[e]	29	97
	– gesamte V. cava darstellbar	15	50
	Subkarinalregion beurteilbar[f]	27	90
Linksparasternal	Vorderes Mediastinum beurteilbar[g]	30	100
	– Aorta ascendens darstellbar	27	90
	– gesamter Aortenbogen darstellbar	2	7
	Subkarinalregion beurteilbar[f]	19	63

[a] Darstellung des Aortenbogens mit sämtlichen Gefäßabgängen und den beiden brachiozephalen Venen mit ihrer Einmündung in die V. cava.
[b] Darstellung des Truncus brachiocephalicus, der rechten brachiozephalen Vene, der Aorta ascendens und der rechten Pulmonalarterie.
[c] Darstellung des gesamten Aortenbogens und der Pulmonalarterie.
[d] Partielle Darstellung der Aorta ascendens.
[e] Darstellung der gesamten Aorta ascendens.
[f] Darstellung der Aorta ascendens, der rechten Pulmonalarterie und des linken Vorhofes.
[g] Darstellung des gesamten Truncus pulmonalis.

Patienten ausreichend sonographisch eingesehen und beurteilt werden. Die Paratrachealregion war nur bei 2 Patienten (7%) wegen der fehlenden Darstellung der rechten Pulmonalarterie unzureichend beurteilbar. Auch das aortopulmonale Fenster war bei 2 Patienten nicht ausreichend einsehbar.

Der transsternale Zugang über die Synchondrosis sternalis hat sich in der Praxis nicht bewährt, da nur bei 7 Patienten (23%) das vordere Mediastinum einsehbar war und die Beurteilung wegen der engen spaltförmigen Öffnung nur auf eine Schnittebene – meist in Höhe der rechten Pulmonalarterie (s. Abb. 15) – begrenzt ist.

Über den rechten und linken parasternalen Zugang ließ sich das vordere Mediastinum hingegen bei nahezu allen Patienten ausreichend (29 bzw. 30 von 30 Patienten) beurteilen. Die Subkarinalregion konnte im Normalkollektiv von rechtsparasternal häufiger (27/30) als von linksparasternal (19/30) eingesehen werden. Die V. cava superior ließ sich von rechtsparasternal nur bei 15 von 30 Patienten im gesamten Verlauf darstellen, was sich auf die laterale Lage dieses Gefäßes, auf das schmale parasternale Schallfenster und auf den begrenzten Blickwinkel bisher verwendeter Schallsonden (Divergenz: 60°) zurückführen läßt. Der gesamte Aortenbogen einschließlich des aortopulmonalen Fensters konnte sonographisch von linksparasternal nur in Einzelfällen (2/30) vollständig abgebildet werden (s. Abb. 14c).

Die in Tabelle 1 dargestellten Ergebnisse über die Beurteilbarkeit der einzelnen mediastinalen Kompartimente fallen aus bereits genannten Gründen etwas günstiger aus als die in Kapitel 3 mitgeteilten Werte. Als wesentliche Untersuchungshindernisse für die sonographische Beurteilung des Mediastinums haben sich das Lungenemphysem und Mediastinalverziehungen durch Bestrahlung, Operation, Entzündung (Tuberkulose) oder Wirbelsäulendeformitäten herausgestellt. Bei einem Lungenemphysem kann die sonographische Beurteilung durch die Einengung des supra- und parasternalen Schallfensters mehr oder minder stark beeinträchtigt werden. Bei einer Mediastinalverlagerung wird insbesondere der suprasternale Zugang gestört, während die parasternale Darstellung des Mediastinums auf der Seite der Mediastinalverlagerung meist sogar verbessert ist und die eingeschränkte parasternale Beurteilbarkeit der Gegenseite partiell kompensiert.

In seltenen Fällen kann die suprasternale Untersuchung des Mediastinums durch eine ungenügende Reklinationsfähigkeit des Kopfes (eingeschränkte Beweglichkeit der HWS bei älteren Patienten) oder durch einen zu kurzen Hals (der die Angulierung der Schallsonde behindert) beeinträchtigt werden.

Insgesamt ist der Anteil der diagnostisch nicht verwertbaren sonographischen Untersuchungen in Abhängigkeit von der zu beurteilenden Mediastinalregion mit 0–10% im Normalkollektiv und mit 4–15% im erkrankten Kollektiv noch als tolerabel anzusehen. Zum Vergleich sei hierzu der Anteil technisch inadäquater Untersuchungen der etablierten abdominellen Sonographie zitiert, der mit ca. 11% angegeben wird (Beyer et al. 1983).

1.6 Zusammenfassung

Einige wesentliche Merkmale der hier skizzierten sonographischen Techniken seien abschließend noch einmal herausgegriffen:

Bei der *suprasternalen Untersuchung* des Mediastinums wird der Schallkopf unmittelbar oberhalb des Manubrium sterni aufgesetzt. Mit 3 Standardschnittführungen können die Supraaortalregion, die Paratrachealregion und das aortopulmonale Fenster sonographisch vollständig eingesehen und beurteilt werden.

Die *parasternale Untersuchung* des Mediastinums erfolgt in Rechts- und Linksseitenlagerung des Patienten, durch die eine Anlagerung des Mediastinums an die vordere Brustwand erreicht wird. Mit rechts- und linksparasternalen axialen und sagittalen Schnitten können sonographisch das vordere Mediastinum, die Perikardial- und die Subkarinalregion eingesehen werden. Der Anteil diagnostisch nicht verwertbarer Untersuchungen liegt – in Abhängigkeit von der zu beurteilenden Mediastinalregion – zwischen 4% (Supraaortalregion) und 15% (Subkarinalregion).

Normale mediastinale Lymphknoten lassen sich sonographisch nicht vom umgebenden, homogen-echoreich strukturierten Fett- und Bindegewebe abgrenzen. Demgegenüber heben sich entzündliche oder neoplastisch veränderte Lymphknoten oder andere mediastinale Tumoren wegen ihrer überwiegend echoärmeren Binnenstruktur meist gut von dem umgebenden Gewebe ab.

2 Schallphysikalische Phänomene und Artefakte in der mediastinalen Sonographie

Das Mediastinum ist in seiner Form mit einem auf den Kopf gestellten Trichter vergleichbar, der allseits mit total reflektierenden Grenzflächen (Gewebe/Luft bzw. Gewebe/Knochen) ausgekleidet ist. Die Beschallung des Mediastinums von suprasternal erfolgt – bildlich gesprochen – durch ein Nadelöhr. Über dieses von der Natur vorgegebene enge Schallfenster treffen die Schallwellen in einem stumpfen Winkel auf die allseits total reflektierenden, „spiegelnden" Grenzflächen des Mediastinums auf. Hierdurch entstehen komplexe artifizielle akustische Scheinbilder, die die Grenzen zwischen Realität und Imagination ähnlich einer Fata Morgana verwischen. Um folgenschwere Fehlinterpretationen zu vermeiden, sind Kenntnisse über die Entstehungsmechanismen der in der mediastinalen Sonographie gehäuft auftretenden artifiziellen akustischen Phänomene erforderlich.

Zum besseren Verständnis der akustischen Vorgänge sollen zunächst die wichtigsten physikalischen Grundlagen erläutert werden (Literatur: Wessels u. Weber 1985; Hassler 1980; Härten 1980).

2.1 Schallphysikalische Grundlagen

2.1.1 Aufbau des Ultraschallbildes, physikalische Effekte

Die heute in der Diagnostik eingesetzten Ultraschallgeräte arbeiten alle nach dem Impuls-Echo-Verfahren. Das heißt, sie senden einen kurzen Ultraschallimpuls von etwa 1 µs Dauer in den Körper und schalten dann auf Empfang der Echos um.

Bei der Ausbreitung im biologischen Gewebe werden Ultraschallwellen durch physikalische Effekte beeinflußt, von denen als wichtigste die Reflexion, Brechung, Streuung und Absorption zu nennen sind. Sie tragen in ihrer Gesamtheit zum Entstehen und zur Beeinflussung des Ultraschallbildes bei. Das Verständnis der Wechselwirkungen zwischen Ultraschallwellen und Gewebe ist eine wesentliche Voraussetzung, um die dem Schallbild eigenen Bildparameter richtig interpretieren und einem Befund zuordnen zu können.

Von den oben aufgezählten physikalischen Effekten kommt der Reflexion für den heute diagnostisch angewendeten Ultraschall die größte Bedeutung zu. Trifft eine Schallwelle auf die Grenzfläche eines angrenzenden Mediums mit anderen stoffspezifischen Größen (andere Ausbreitungsgeschwindigkeit c und Dichte p), so wird ein Teil der Welle reflektiert, während der Restanteil sich im zweiten Medium fortpflanzt.

Nur der reflektierte, zum aussendenden Array zurückkehrende Anteil der Welle trägt zur Entstehung des Schallbildes bei. Die relative Größe der Schwingungsamplitude der reflektierten Welle, die gemessen bzw. als Bildpunkt auf dem Monitor dargestellt werden kann, wird durch den Reflexionsfaktor R bestimmt.

Reflexionsfaktor R

$$= \frac{\text{Amplitude der reflektierten Schallwelle}}{\text{Amplitude der einfallenden Schallwelle}}$$

Für den Sonderfall, daß die Welle senkrecht auf die Grenzfläche zwischen zwei Medien auftrifft, läßt sich der Reflexionsfaktor R nach folgender Formel berechnen:

$$R = \frac{Z_2 - Z_1}{Z_2 + Z_1}$$

Z_1 = Wellenwiderstand im Medium 1
Z_2 = Wellenwiderstand im Medium 2
Z = Dichte · Ausbreitungsgeschwindigkeit c im betreffenden Medium

Da der Reflexionsfaktor R bei Grenzflächen von Weichteilgeweben sehr klein ist (er liegt im Promillbereich), kann der Ultraschall überhaupt erst als bildgebendes Verfahren verwendet werden. Bei dem Auftreffen einer Schallwelle auf einer Grenzfläche wird nur ein geringer Teil der Welle reflektiert, während sich der weitaus größte Anteil der Schallwelle weiter im Gewebe ausbreitet und deshalb auch Informationen aus tiefer gelegenen Körperregionen liefern kann.

Trifft die Schallwelle allerdings auf eine Grenzfläche von Weichteilgewebe und Luft, so wird diese Welle total reflektiert.
Für die in der mediastinalen Sonographie relevante Grenzfläche Fett/Luft und Gefäßmuskel/Luft ergeben sich folgende Reflexionsfaktoren:

Fett/Luft:

$$R = \frac{Z_F - Z_L}{Z_F + Z_L}$$

$Z_{Fett} = 1{,}42 \cdot 10^5$ (g/cm²s)
$Z_{Luft} = 0{,}0043 \cdot 10^5$ (g/cm²s)
$R = 0{,}9940$

Gefäßmuskel/Luft:

$$R = \frac{Z_G - Z_L}{Z_G + Z_L}$$

$Z_{Gefäßmuskel} = 1{,}63 \cdot 10^5$ (g/cm²s)
$R = 0{,}9947$

Der Reflexionsfaktor der für die mediastinale Sonographie ebenfalls relevanten Grenzfläche Fett/Knochen läßt sich wie folgt berechnen:

$$R = \frac{Z_K - Z_F}{Z_K + Z_F}$$

$Z_{Fett} = 1{,}42 \cdot 10^5$ (g/cm²s)
$Z_{Knochen} = 6{,}12 \cdot 10^5$ (g/cm²s)
$R = 0{,}62$

An der senkrecht zur Wellenausbreitungsrichtung liegenden Grenzfläche Fett/Knochen wird somit ein Anteil von 62% der einfallenden Welle reflektiert. Der transmittierte Wellenanteil ist zu klein, um noch Ultraschallsignale aus nachfolgenden Knochen oder Weichteilgeweben zu liefern.

Bisher wurde der Sonderfall des senkrechten Auftreffens der Schallwellen auf einer Grenzfläche betrachtet. In der Praxis erfolgt die Reflexion jedoch an Grenzflächen, deren Verlauf meist schräg zur Wellenausbreitungsrichtung liegt. Für diesen Fall gilt allgemein wie in der Optik das Gesetz:

Einfallswinkel α_1 = Ausfallswinkel α_3 (Abb. 26).

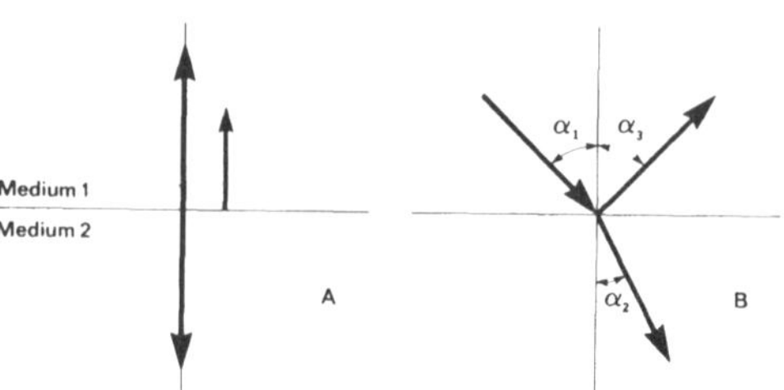

Abb. 26. Reflexion an einer Grenzfläche für senkrechten (*A*) und schrägen Einfall (*B*) der Schallwelle

Der Reflexionsfaktor R ist neben den Wellenwiderständen Z_1 und Z_2 abhängig vom Einfallswinkel α_1 und dem Winkel α_2, unter dem die Ausbreitung der Schallwelle im zweiten Medium erfolgt:

$$R = \frac{Z_2 \cdot \cos\alpha_1 - Z_1 \cdot \cos\alpha_2}{Z_2 \cdot \cos\alpha_1 + Z_1 \cdot \cos\alpha_2}$$

Der Winkel, unter dem die Ausbreitungsrichtung der Schallwellen im Medium 2 gebrochen wird, berechnet sich nach dem bekannten Brechungsgesetz:

$$\sin\alpha_1 : \sin\alpha_2 = C_1 : C_2$$

Die nach dieser Formel für verschiedene Einfallswinkel berechneten Reflexionsfaktoren R ergeben, daß an der Grenzfläche Fett/Knochen bereits bei einem Einfallswinkel von 24° eine Totalreflexion auftritt.
Somit ist das Mediastinum allseits von total reflektierenden, „spiegelnden" Grenzflächen ausgekleidet, da wegen der vorgegebenen engen supra- und parasternalen

Schallfenster die Schallwellen praktisch immer in einem schrägen Winkel auf den Grenzflächen Fett/Luft und Fett/Knochen auftreffen.

Zum Aufbau des Ultraschallbildes tragen im wesentlichen *senkrecht* zur Wellenausbreitungsrichtung liegende Grenzflächen bei, an denen die Schallwellen zum aussendenden Array zurückgeworfen und empfangen werden können (Abb. 27). Bereits geringfügig abweichende Winkel von der Senkrechten bewirken eine wesentliche Verringerung des reflektierten Schallwellenanteils.

Bei einer schräg zur Ausbreitungsrichtung liegenden, absolut glatten Grenzfläche würden die in einem schrägen Winkel reflektierten Schallwellen die eingeschalteten Arrays der Schallsonde nicht mehr erreichen (Abb. 28). Eine Grenzschicht ist dann als glatt zu bezeichnen, wenn deren Oberflächenrauhigkeit (z. B. der Effektivwert der Rauhtiefe) klein gegenüber der Wellenlänge ist. Im lebenden Organismus weist jedoch jede Organoberfläche eine Rauhigkeit auf, so daß an den großen Organoberflächen (z. B. Pleura) neben der spiegelnden Reflexion auch eine diffuse Streuung oder eine sog. diffuse Reflexion auftritt. Das heißt, eine Grenzfläche mit nur einer Reflexionsrichtung existiert real nicht. Es gibt zwar eine Vorzugsrichtung für die Reflexion einer Schallwelle, die jedoch gleichzeitig mit einer ungerichteten Reflexion (Streuung) der Welle verbunden ist.

Dieser Vorgang ist in Abb. 29 dargestellt. Die an einer rauhen Grenzfläche reflektierten Schallwellen finden sich im Bereich eines Kegels um die Reflexionsachse für glatte Grenzflächen. Die Aufweitung dieses Kegels hängt von der Wellenlänge, der Rauhtiefe (Standardabweichung) und der Korrelationsfunktion der Rauhigkeit ab (Welton 1972; Fung u. Leovaris 1977; Billy et al. 1975; Eaglesfield 1982). In erster Näherung gilt, daß der Kegel um so breiter ist, je kleiner die Wellenlänge und je größer die effektive Rauhtiefe ist.

Die diffuse Streuung an Rauhigkeiten ermöglicht es erst, auch nicht senkrecht getroffene Oberflächen im Ultraschallbild darzustellen. Die von solchen Strukturen (Rauhigkeiten) zurückkehrenden Echos sind jedoch deutlich abgeschwächt. Die Abschwächung der Rückstreuung (an einer Grenzfläche der mittleren Rauhtiefe von 100 µm) in Abhängigkeit vom Einfallswinkel wird in Abb. 30 dargestellt.

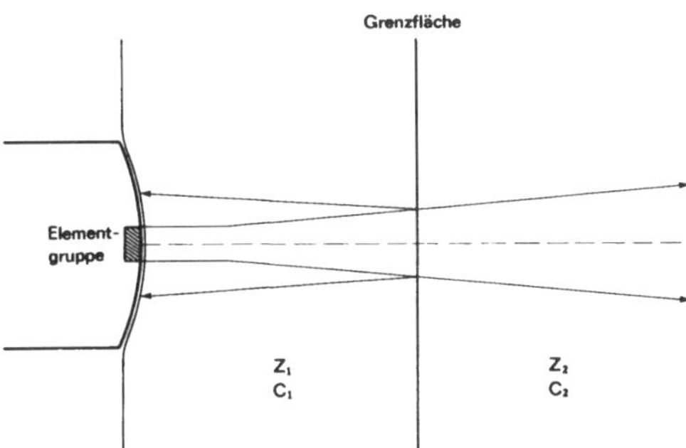

Abb. 27. Die an einer senkrecht zur Ausbreitungsrichtung liegenden Grenzfläche reflektierten Wellen können von der noch aktiven Elementgruppe empfangen und als Echosignal verarbeitet werden

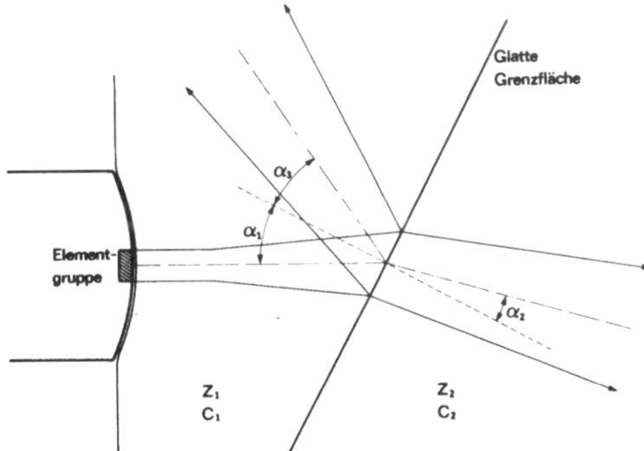

Abb. 28. Die an einer schräg zur Ausbreitungsrichtung liegenden Grenzfläche reflektierten Wellen können von der noch aktiven Elementgruppe nicht mehr empfangen und als Bildpunkt verarbeitet werden

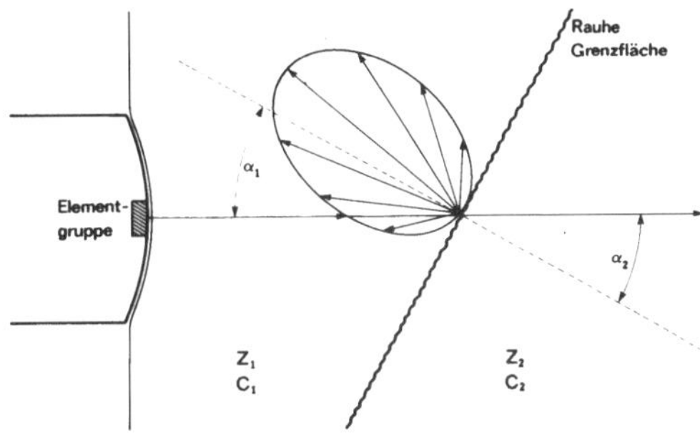

Abb. 29. Streuung von Schallwellen an rauhen, ebenen Grenzflächen

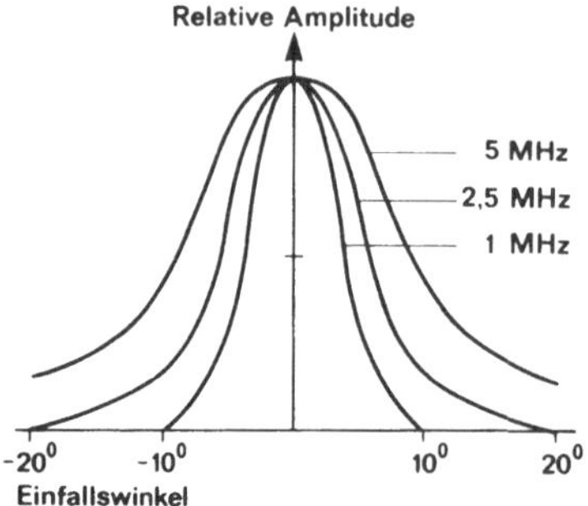

Abb. 30. Winkelabhängigkeit der Rückstreuung an einer Grenzfläche der mittleren Rauhtiefe von 100 μm (etwa 30 μm effektiv). (Nach Kresse 1968)

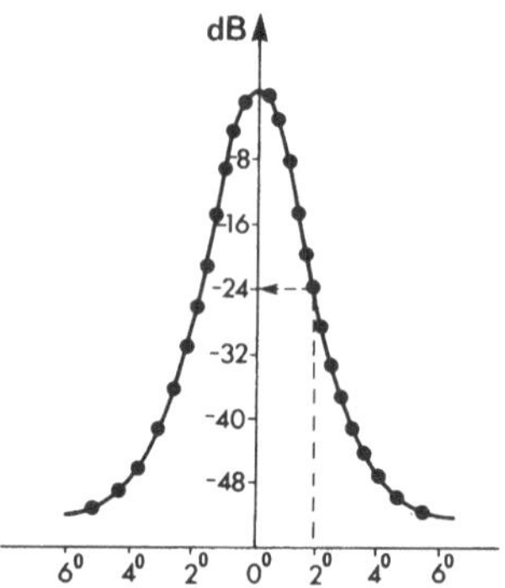

Abb. 31. Abhängigkeit des reflektierten Wellenanteils vom Einfallswinkel der Schallwelle. Bereits eine Abweichung von 2° von der Senkrechten bewirkt die Reflexion von lediglich 6% der einfallenden Schallintensität

Die in Abb. 31 dargestellte Meßkurve gibt die Abschwächung der Schallintensität in dB an. Bereits eine Abweichung von 2° von der Senkrechten bewirkt die Reflexion von lediglich 6% der einfallenden Schallintensität. Geringfügig abweichende Winkel von der Senkrechten führen somit zu einer wesentlichen Verringerung des reflektierten Schallwellenanteils. Aus diesen Gründen ist es verständlich, daß zum Aufbau eines Ultraschallbildes im wesentlichen *senkrecht* zur Wellenausbreitungsrichtung liegende Grenzflächen beitragen.

2.1.2 Bildartefakte an stark reflektierenden Grenzflächen

In der mediastinalen Sonographie treten gehäuft Bildartefakte an stark reflektierenden Grenzflächen auf, deren physikalische Entstehungsmechanismen im folgenden erläutert werden sollen.

Wiederholungsechos

Bei der Beschallung von stark reflektierenden Grenzflächen (z. B. Gewebe/Luft) entstehen zwischen Grenzfläche und der Schallsondenoberfläche pendelnde Wellenfronten. Dieser physikalische Mechanismus wird in Abb. 32 dargestellt.

Die auf der Grenzfläche Gewebe/Luft senkrecht auftreffenden Schallwellen werden zu 90% reflektiert. Durch akustische Fehlanpassungen an der Grenzfläche Gewebe/Ultraschallsonde können die ankommenden Schallwellen hoher Intensität nicht vollständig aufgenommen werden, so daß ein mehr oder minder großer Anteil der Intensität wiederum in das Gewebe reflektiert wird. Die von dieser zweiten Wellenfront ausgehenden Gewebsreflexe haben eine längere Laufzeit und werden wegen des impulslaufzeitabhängigen Bildaufbaues als

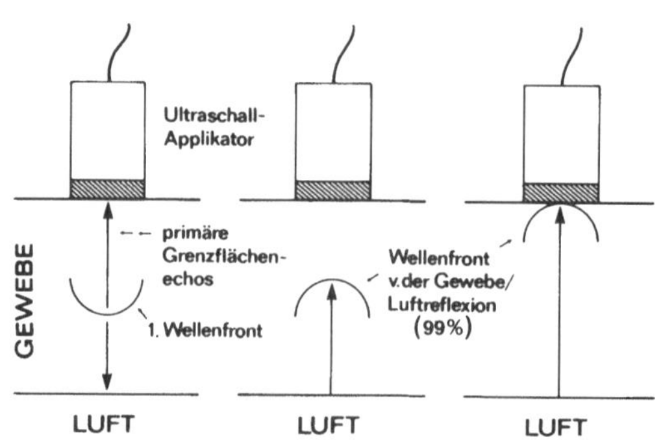

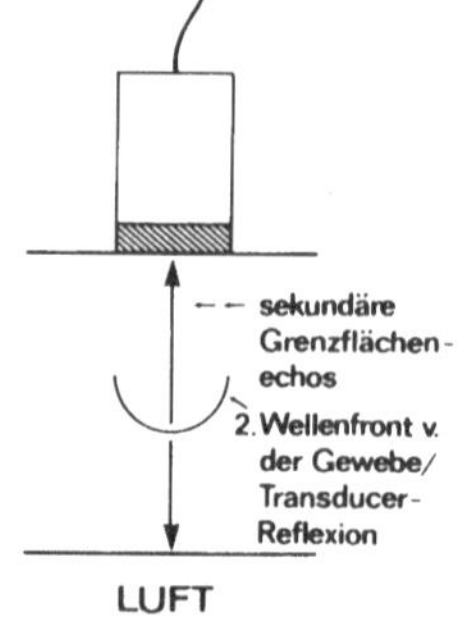

Abb. 32. Schallwellenlauf bei der Entstehung von Wiederholungsechos. (Mod. nach Sommer u. Taylor 1980)

jenseits der Grenzfläche Gewebe/Luft gelegen fehlregistriert. Auf diese Weise entstehen in dem distal einer reflektierenden Grenzfläche gelegenen Schallschatten feine Wiederholungsechos, die dem ungeübten Untersucher eine über die reflektierende Grenzfläche hinausgehende Schalltransmission vortäuschen können.

Akustische Spiegelbilder

Schräg auf eine total reflektierende Grenzfläche (z. B. Gewebe/Luft) auftreffende Schallwellen können akustische Spiegelbilder erzeugen, deren Entstehung in der schematischen Darstellung von Abb. 33 erläutert wird:

Die schräg auf einer total reflektierenden Grenzfläche Gewebe/Luft auftreffende Wellenfront gelangt z. T. in das Gewebe zurück und wird an den akustisch relevanten Grenzflächen (z. B. Gefäßen) teilreflektiert. Diese Echoimpulse treffen dann erneut auf die reflektierende Grenzfläche – den „Spiegel" – und werden wieder vom Transducer aufgefangen. Die gespiegelten Echos werden aber in der Bildzeile aufgezeigt, die der aktiven Elementgruppe zugeordnet ist. Wegen der längeren Laufzeit und des impulslaufzeitabhängigen Schnittbildaufbaues werden die Echos als jenseits der Grenzfläche gelegen fehlregistriert.

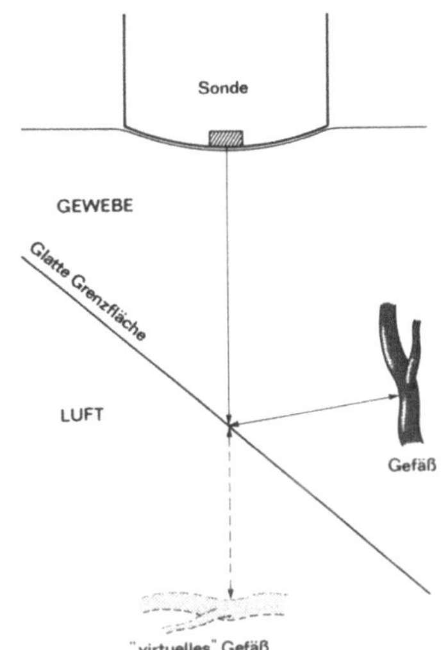

Abb. 33. Entstehung von akustischen Spiegelbildern

2.2 Sonographische Abbildungsprobleme von mediastinalen Strukturen und Grenzflächen

Das Mediastinum enthält folgende Organe und Gewebsstrukturen:

- Herz mit Herzbeutel,
- große Gefäße (arteriell und venös),
- Luftröhre und Hauptbronchien,
- Speiseröhre,
- Thymusdrüse,
- Lymphknoten,
- Fett- und Bindegewebe,
- Nerven,
- kleine Gefäße.

Nur ein Teil dieser Organe bzw. Gewebsstrukturen kann sonographisch dargestellt werden: das Herz, die großen Gefäße, die Thymusdrüse, das mediastinale Fett- und Bindegewebe und die mediastinalen Lymphknoten, sofern sie entzündlich oder neoplastisch verändert sind. Die Speiseröhre ist wegen ihrer Lage im hinteren Mediastinum nur in Abschnitten sonographisch darstellbar (s. Kap. 3). Wegen fehlender Impedanzunterschiede zum umgebenden Gewebe können mediastinale Nerven sonographisch bisher nicht dargestellt werden.

Die Luftröhre und die im hinteren Mediastinum gelegenen Hauptbronchien können aus schallphysikalischen Gründen, auf die wir im folgenden Abschnitt eingehen werden, sonographisch nicht oder nur unzureichend abgebildet werden.

Das Mediastinum wird seitlich von der Pleura mediastinalis und der unmittelbar anliegenden Pleura visceralis, ventral vom Sternum und dorsal von der Brustwirbelsäule begrenzt. Auch die Grenzen des Mediastinums können aus physikalischen Gründen sonographisch nicht oder nur unzureichend erfaßt werden, da die schräg auf den total reflektierenden Grenzflächen auftreffenden

Schallwellen nur noch durch Streuung das aussendende Array mit einer mehr oder minder stark herabgesetzten Schallintensität erreichen.

Nähere Einzelheiten über die physikalischen Hintergründe dieser Abbildungsprobleme sollen im folgenden Abschnitt erläutert werden.

2.2.1 Sonographische Abbildungsprobleme der Pleura mediastinalis

Die sonographischen Abbildungsprobleme der Pleura mediastinalis möchten wir an einem praktischen Beispiel erläutern. Auf Abb. 34a ist ein suprasternaler halbsagittaler Schnitt durch das Mediastinum dargestellt. Man erkennt den Abgang des Truncus brachiocephalicus aus dem Aortenbogen mit seiner Aufzweigung in die A. carotis und A. subclavia. Weiter kaudal sind die rechte Pulmonalarterie und der linke Vorhof dargestellt. Mit dieser Schnittführung läßt sich sonographisch die zwischen rechter Pulmonalarterie und Truncus brachiocephalicus gelegene rechte Paratrachealregion beurteilen, die im Normalfall homogen-echoreich strukturiert ist. Es fällt allerdings auf, daß sich die Paratrachealregion nach lateral nicht exakt von der benachbarten Lunge abgrenzen läßt und daß die Pleura mediastinalis nicht sichtbar ist.

Der tatsächliche Verlauf der Pleura mediastinalis ist auf der korrespondierenden schematischen Darstellung (Abb. 34b) eingezeichnet. Der Vergleich beider Abbildungen zeigt, daß im Original nur die oberen pleurakuppennahen Anteile der Pleura mediastinalis sonographisch als intensives Reflexband dargestellt sind. Die Region der Lungenkuppe ist auf dem sonographischen Bild von einem weitgehend homogenen Echobesatz ausgefüllt, der sich in den kranialen Abschnitten kaum vom Echomuster des paratrachealen Gewebes unterscheidet.

Warum ist die Pleura mediastinalis in den kaudalen Anteilen nicht sichtbar und wie kommt es zu dem homogenen Echobesatz in der eigentlich schallundurchlässigen Lungenspitze? – Zum Verständnis dieser Schallphänomene müssen wir auf die im vorausgehenden Abschnitt beschriebenen schallphysikalischen Grundlagen zurückgreifen.

Abb. 34 a, b. Sonographische Abbildungsprobleme der Pleura mediastinalis. *TR* Truncus brachiocephalicus, *AA* Aortenbogen, *C* A. carotis, *S* A. subclavia, *P* rechte Pulmonalarterie, *LA* linker Vorhof, *PL* Pleura mediastinalis, *PT* paratracheales Gewebe, *V* linke V. anonyma. Näheres s. Text

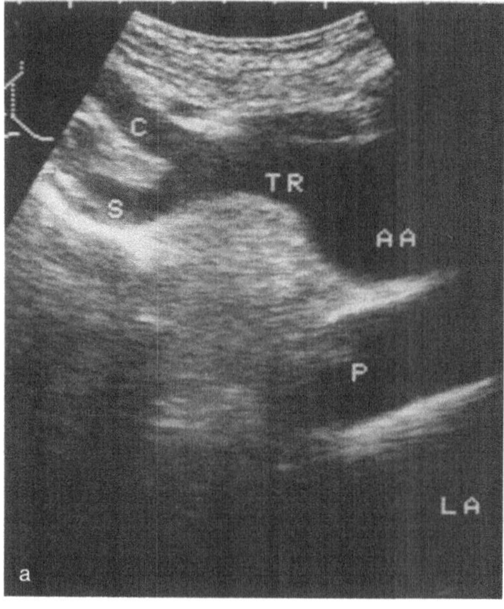

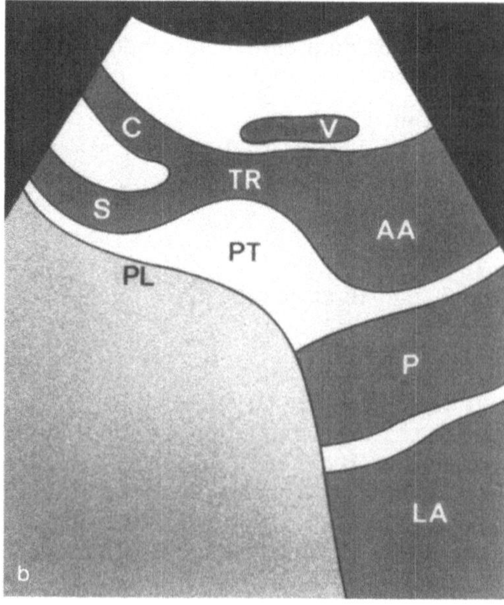

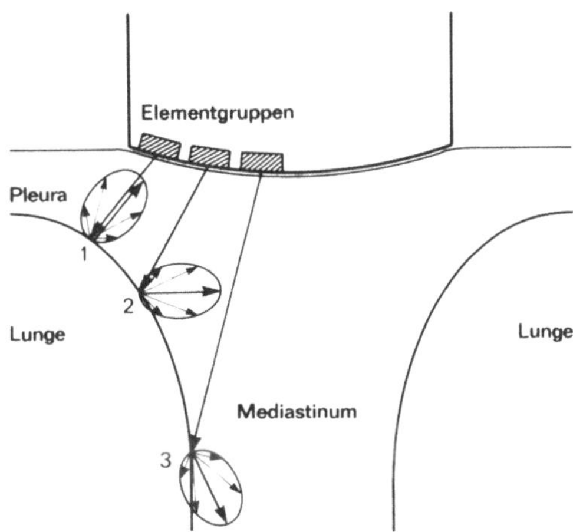

Abb. 35. Streuung der Schallwellen an der Pleura bei verschiedenen Einfallswinkeln (Näheres s. Text)

Abbildungseigenschaften der pleuromediastinalen Grenzfläche

In Abb. 35 sind die Position des Schallkopfes und die auf der Grenzfläche Gewebe/Luft (Pleura mediastinalis und visceralis) mit unterschiedlichen Einfallswinkeln auftreffenden Schallwellen dargestellt. In Position 1 treffen die Schallwellen nahezu senkrecht auf der total reflektierenden Grenzfläche auf und werden mit nur unwesentlich durch Streuung herabgesetzter Intensität zu der aussendenden Elementgruppe zurückgeworfen. Hieraus resultiert ein sehr kräftiger Grenzflächenreflex.

In Position 2 treffen die Schallwellen in einem schrägen Einfallswinkel von 30° auf der Grenzfläche auf. Entsprechend den Gesetzen der spiegelnden Reflexion wird der überwiegende Teil der einfallenden Schallwellen in Vorzugsrichtung (großer Pfeil der Ellipse) reflektiert. Dieser Anteil kann von der aussendenden Elementgruppe nicht mehr empfangen werden und geht somit für den Bildaufbau verloren. Nur ein geringer Teil der Schallwellen wird durch Streuung (an der Rauhigkeit der pleuralen Grenzfläche) zu der aussendenden Elementgruppe zurückgeworfen. In Abhängigkeit von dem Einfallswinkel, der Rauhtiefe und der Korrelationsfunktion der Rauhtiefe (s. 2.1) ist die Intensität dieser gestreuten Schallwellen jedoch mehr oder minder stark herabgesetzt. Dementsprechend fällt der auf dem Monitor dargestellte Grenzflächenreflex weniger intensiv aus.

In Position 3 treffen die Schallwellen in einem sehr schrägen Einfallswinkel von 70° auf der Pleura auf. Bei einem derart schrägen Einfallswinkel reicht die Intensität der zu der Elementgruppe zurückkehrenden Echos nicht mehr aus, um einen sichtbaren Grenzflächenreflex auf den Monitor abzubilden. Das heißt, daß die Pleura mediastinalis und visceralis in den kaudalen Anteilen wegen des zur Wellenausbreitungsrichtung schrägen Verlaufes dieser Grenzfläche sonographisch nicht dargestellt werden kann.

In dem vorausgehend beschriebenen Bildbeispiel (Abb. 34) ist der Pleurareflex dann nicht mehr sichtbar, wenn der Einfallswinkel der auftreffenden Schallwellen mehr als 25° beträgt. Die sonographische Darstellbarkeit der Pleura mediastinalis variiert zwischen den einzelnen Patienten jedoch erheblich.

Messungen an 10 verschiedenen Patienten ergaben, daß der Einfallswinkel, bei dem der

Abb. 36. Auf diesem suprasternalen Sonogramm ist die Pleura als helles Reflexband (*Pfeile*) bis zu einem Einfallswinkel von 63° erkennbar. *TR* Truncus brachiocephalicus, *ST* Sternum

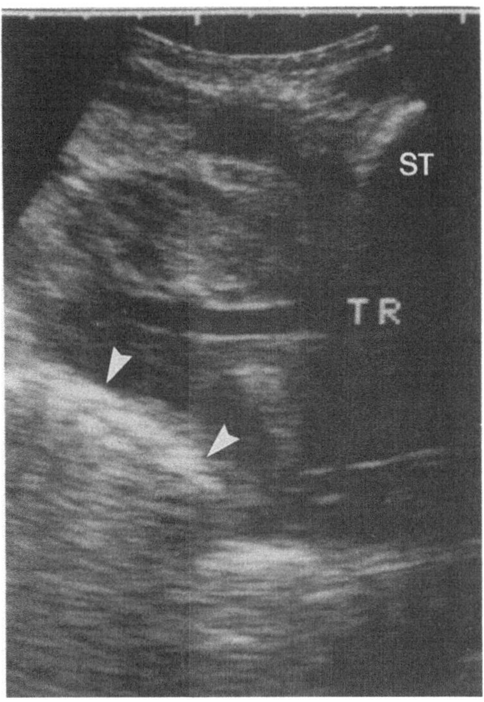

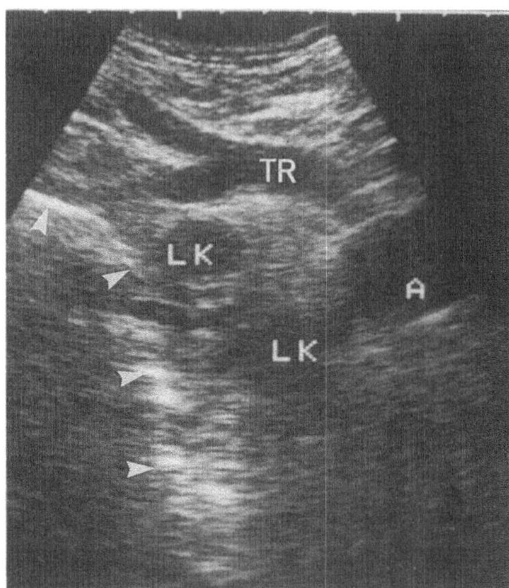

Abb. 37. Auf diesem suprasternalen Sonogramm eines Patienten mit Miliartuberkulose ist die Pleura als helle, teilweise unterbrochene Reflexlinie (*Pfeile*) im gesamten Verlauf dargestellt. *LK* vergrößerte paratracheale tuberkulöse Lymphknoten; *A* Aorta, *TR* Truncus brachiocephalicus

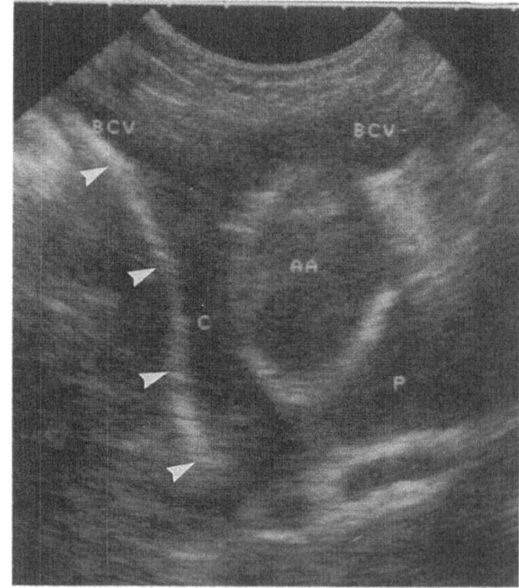

Abb. 38. Bei dieser Patientin mit vorausgegangener Bestrahlung des Mediastinums (wegen eines M. Hodgkin) ist die der V. cava (*C*) unmittelbar anliegende Pleura ebenfalls in allen Abschnitten als helles Reflexband (*Pfeile*) darstellbar. *BCV* brachiozephale Venen, *AA* Aorta, *P* rechte Pulmonalarterie

Pleurareflex gerade noch sichtbar ist, zwischen 25 und 90° betragen kann.

In Abb. 36 ist bis zu einem Einfallswinkel von etwa 63° ein kräftiger Pleurareflex erkennbar. Auf den Abb. 37 und 38 wird die Pleura mediastinalis sogar im gesamten Verlauf dargestellt. Diese unterschiedlichen Darstellungsmöglichkeiten der Pleura mediastinalis lassen sich am ehesten auf individuell unterschiedliche Rauhigkeiten der pleuromediastinalen Grenzflächen zurückführen. An einer rauheren Oberfläche ist die Streuung und die Intensität der gestreuten Schallwellen stärker ausgeprägt als an einer glatten Grenzfläche (s. 2.1). Abbildung 37 stammt von einem Patienten mit einer reaktivierten Miliartuberkulose. Möglicherweise lassen sich die guten Abbildungsbedingungen in diesem Fall auf entzündliche Veränderungen der pleuromediastinalen Grenzfläche zurückführen. Abbildung 38 wurde von einer Patientin mit einer abgeschlossenen Bestrahlung des Mediastinums (45 Gy) wegen M. Hodgkin angefertigt. Auch in diesem Fall sind die guten Abbildungseigenschaften vermutlich auf eine mit der postradiären Fibrose einhergehende verstärkte Rauhigkeit der pleuromediastinalen Grenzfläche zurückzuführen.

Zusammenfassend läßt sich feststellen, daß die sonographischen Darstellungsmöglichkeiten der pleuromediastinalen Grenzfläche große individuelle Unterschiede aufweisen. Im Normalfall können aus schallphysikalischen Gründen nur die oberen, zur Ausbreitungsrichtung der Schallwellen mehr oder minder senkrecht (0–25°) verlaufenden pleuromediastinalen Grenzen sonographisch als intensive bandförmige Grenzflächenreflexe dargestellt werden. Bei einer verstärkten Rauhigkeit der Pleurablätter (Entzündung, Vernarbung) ist allerdings in Einzelfällen auch die sonographische Abbildung von weitgehend tangential getroffenen pleuromediastinalen Grenzflächen möglich.

Schallartefakte im paramediastinalen Lungenparenchym

Der auf der Abb. 39 erkennbare mehr oder minder homogene Echobesatz im benach-

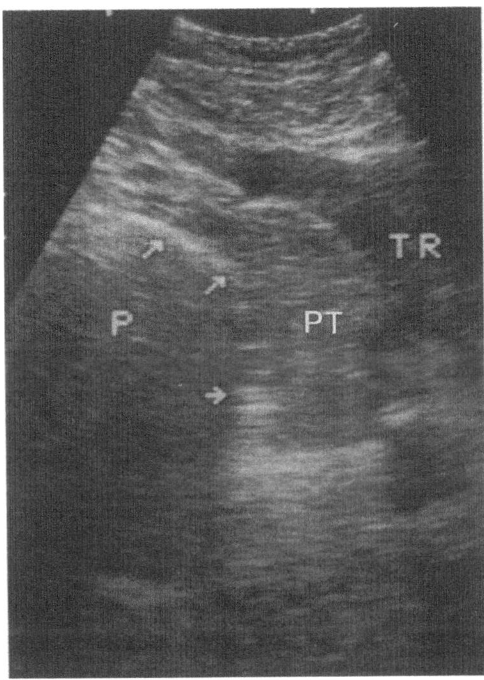

Abb. 39. Auf diesem suprasternalen Schnitt erkennt man distal des pleuralen Reflexbandes (*Pfeile*) einen homogenen, nach distal an Intensität abnehmenden Echobesatz, durch den eine Schalltransmission der Lunge (*P*) vorgetäuscht wird. *TR* Truncus brachiocephalicus, *PT* rechte Paratrachealregion

barten Lungenparenchym entsteht im überwiegenden Anteil durch Wiederholungsechos, die an der total reflektierenden pleuromediastinalen Grenzfläche ausgelöst werden. Zu einem geringen Teil werden die Echosignale im Lungenparenchym auch durch Spiegelungen und Rückstreuungen der Schallwellen hervorgerufen. Die physikalischen Vorgänge werden mit Hilfe der beiden schematischen Darstellungen von Abb. 40 und 41 erläutert:

Die von einer Elementgruppe ausgesandten Schallwellen werden an der pleuromediastinalen Grenzfläche zu 99% reflektiert und treffen in Abhängigkeit vom Einfallswinkel mit mehr oder minder hoher Schallintensität auf der Grenzfläche Haut/Schallsonde auf. An dieser Grenzfläche können durch akustische Fehlanpassungen nicht alle ankommenden Schallwellen vollständig aufgenommen werden. Je nach Anpassung wird ein mehr oder weniger großer Teil der Intensität wiederum in das Gewebe zurückgeworfen. Die von dieser zweiten Wellenfront ausgehenden Gewebsreflexe (in Abb. 40 durch einen kugelförmigen Gewebspartikel repräsentiert) haben eine längere Laufzeit und werden wegen des impulslaufzeitabhängigen Bildaufbaues als jenseits der Pleura gelegene und somit als scheinbar intrapulmonale Strukturen fehlregistriert. Die Intensität der von der Elementgruppe empfangenen pendelnden Schallwellen ist geringer als die Intensität der Echoreflexe der ersten Wellenfront. Dieser Intensitätsverlust wird jedoch aufgrund der längeren Laufzeit und der hierdurch wirksam werdenden Tiefenverstärkung des Gerätes partiell kompensiert.

In Abb. 41 wird die Entstehung von „virtuellen“ intrapulmonalen Echosignalen durch Spiegelung und Streuung beschrieben. Die in einem schrägen Winkel auftreffenden Schallwellen werden an der Rauhigkeit der pleuromediastinalen Grenzfläche gestreut. Der überwiegende Anteil der Schallwellen wird in Vorzugsrichtung (entsprechend den Gesetzen der spiegelnden Reflexion) in das Mediastinum zurückgeworfen. Diese Echoimpulse treffen auf reflektierende Gewebspartikel und werden z.T. erneut auf die reflektierende pleuromediastinale Grenzfläche zurückgeworfen und von der noch eingeschalteten Elementgruppe empfangen (1). Die auf den Gewebspartikel auftreffenden Echoimpulse können durch Streuung die aktive Elementgruppe

Abb. 40. Entstehung von Wiederholungsechos an der pleuromediastinalen Grenzfläche

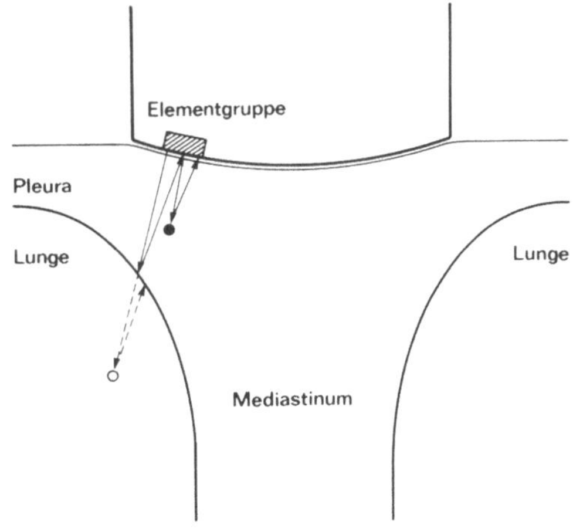

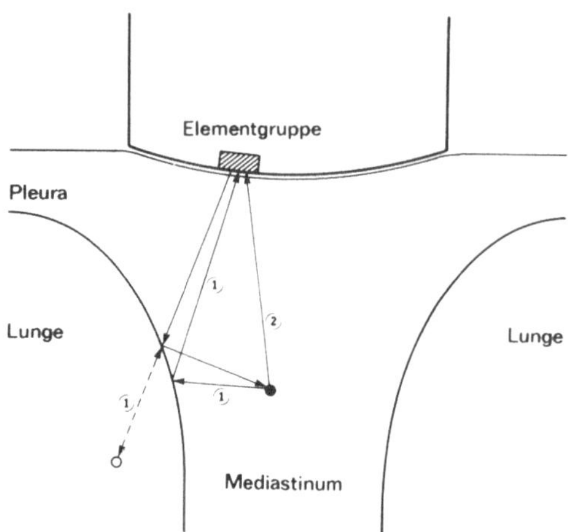

Abb. 41. Entstehung von intrapulmonalen Spiegelbildern durch Reflexionen an der pleuromediastinalen Grenzfläche (1, 2: Erläuterungen s. Text)

aber auch auf direktem Wege erreichen (2). Die empfangenen Echos werden – unabhängig von den zurückgelegten Wegen – in der Bildzeile aufgezeichnet, die der aktiven Elementgruppe zugeordnet ist. Wegen des impulslaufzeitabhängigen Schnittbildaufbaues werden diese Reflexe jedoch als scheinbar intrapulmonal gelegene Strukturen fehlregistriert. Auf diese Weise entstehen innerhalb des Lungenparenchyms virtuelle Spiegelbilder von mediastinalen Strukturen (z. B. Gefäßen).

Im Grunde müßte das distal der total reflektierenden pleuromediastinalen Grenzfläche gelegene Lungenparenchym auf dem Monitor vollständig schwarz (distaler Schallschatten) erscheinen. Durch die vorausgehend beschriebenen physikalischen Phänomene werden in den distalen Schall-

Abb. 42 a, b. Beispiel eines „unscharfen" akustischen Spiegelbildes. **a** Auf diesem suprasternalen halbsagittalen Schnitt erkennt man rechtsparatracheal 3 hintereinander gelegene Gefäßstrukturen (*A* Aneurysma spurium, *C* V. cava, *P* A. pulmonalis), die z. T. in die benachbarte Lunge gespiegelt werden (*C'*, *P'*). Der Verlauf der als „Spiegel" fungierenden Pleura (*PL*) ist auf der schematischen Zeichnung **b** dargestellt. *LA* linker Vorhof

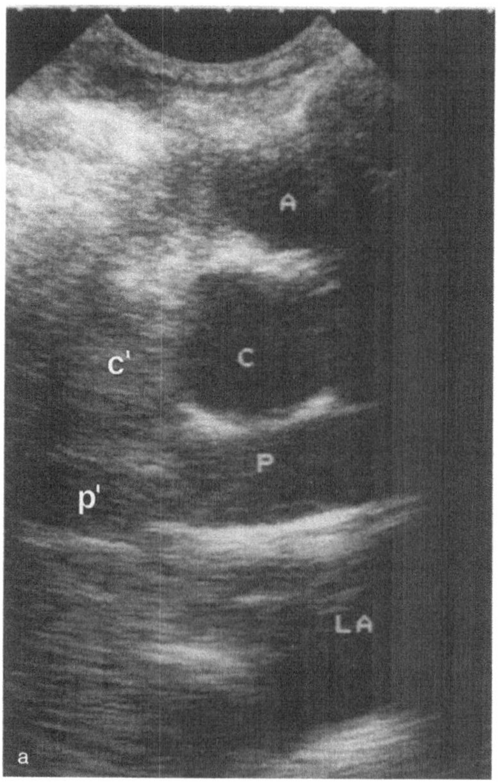

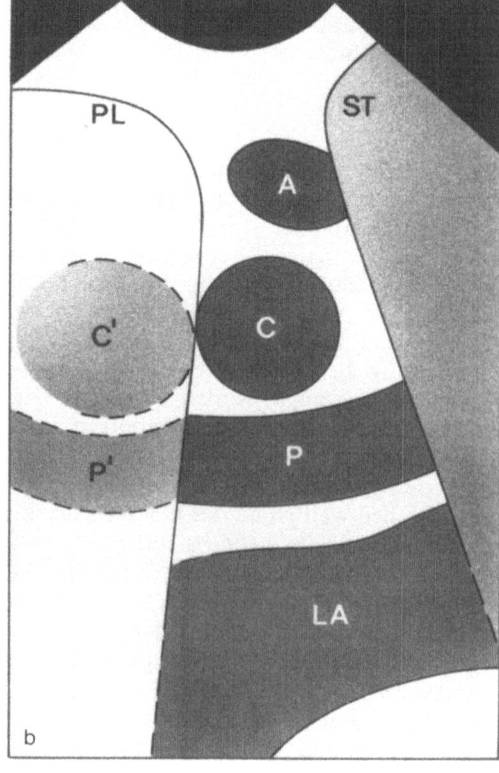

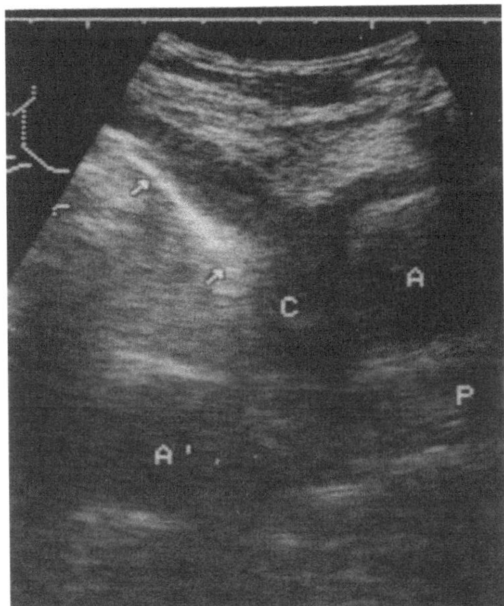

Abb. 43. Auf diesem suprasternalen Schnitt erscheint die Aorta (*A*) als Spiegelbild (*A'*) im benachbarten Lungenparenchym. Die Spiegelung erfolgt – entsprechend der schematischen Abb. 41 – an der pleuromediastinalen Grenzfläche, die (*durch Pfeile markiert*) nur in den kranialen Anteilen sonographisch sichtbar ist. Das virtuelle Bild *A'* wirkt infolge von überlagernden Wiederholungsechos (ausgelöst an der pleuromediastinalen Grenzfläche) „verrauscht" und unscharf. Wegen der im Real-time-Bild erkennbaren Gefäßpulsationen ist dieses Spiegelbild einfach zu entlarven. *C* V. cava, *P* rechte A. pulmonalis

schatten Wiederholungsechos und Spiegelbilder eingestreut, die dem schallundurchlässigen Lungenparenchym eine „imaginäre" Binnenstruktur aufprägen. Die durch Wiederholungsechos hervorgerufene Echostruktur ist in der Regel sehr diffus und homogen, wobei die Intensität der Reflexe nach distal abnimmt (s. Abb. 39). Diese unstrukturierten, mehr oder minder intensiven Wiederholungsechos werden gelegentlich durch zusätzlich auftretende Spiegelbilder überlagert. Durch die Summation verschiedener Bildartefakte verlieren die Spiegelbilder an Kontrast und an Konturschärfe, so daß sie nicht auf Anhieb als Spiegelartefakte zu identifizieren sind (Abb. 42 und 43). Ähnlich einer Fata Morgana entstehen „virtuelle" Raumforderungen, die den ungeübten Untersucher zu Fehlinterpretationen verleiten können (s. Abb. 43).

Relativ „klare", durch keine weiteren Schallartefakte überlagerte Spiegelbilder treten nach unseren bisherigen Erfahrungen in 2 Mediastinalregionen auf, die in Abb. 44 und 45 beschrieben werden.

Abb. 44 a, b. Beispiel eines „klaren" Spiegelbildes. **a** Sonogramm, **b** schematische Darstellung. *AA* Aorta ascendens, *AD* Aorta descendens, *B* Bronchus, *P* rechte A. pulmonalis, *LA* linker Vorhof; *S* virtuelles Gefäßbild

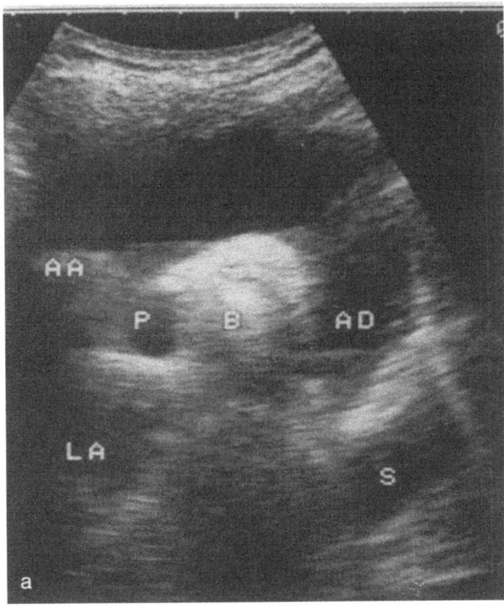

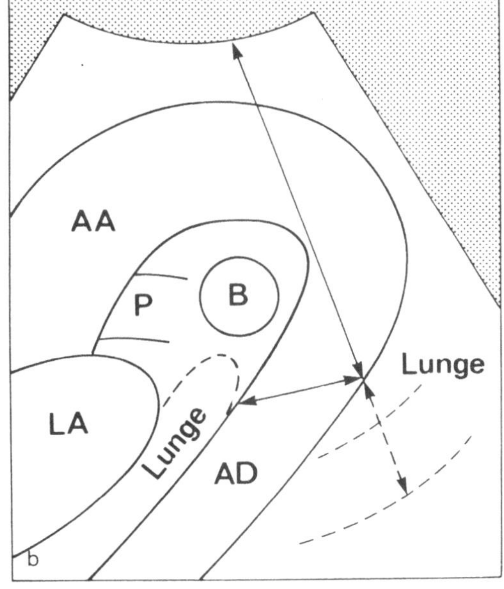

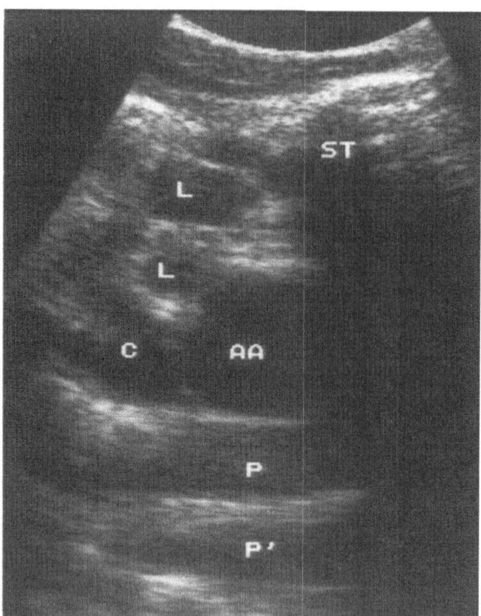

Abb. 45. Spiegelung der rechten Pulmonalarterie. Auf diesem rechtsparasternalen Querschnitt wird die rechte A. pulmonalis (*P*) an der pleuromediastinalen Grenzfläche des azygoösophagealen Recessus oder an der Wand des rechten Hauptbronchus gespiegelt. Das virtuelle Gefäßbild (*P'*) wird in das Lungenparenchym bzw. in den Hauptbronchus projiziert. *AA* Aorta ascendens, *C* V. cava, *ST* Sternum (mit distalem Schallschatten), *L* multiple Hodgkin-Lymphome

Die Aorta descendens kann sonographisch von suprasternal nur bis in Höhe des linken Hauptbronchus dargestellt werden, wo sie im Bild abrupt abbricht (Abb. 44a). Der unmittelbar unter dieser Abbruchstelle gelegene Teil der Aorta descendens kann jedoch gelegentlich an der Hinterwand der deszendierenden Aorta gespiegelt werden. An der Stelle, wo die Aorta descendens das Mediastinum verläßt, treffen die Schallwellen auf eine total reflektierende Grenzfläche (dorsale Aortenwand/belüftetes Lungenparenchym) und werden in das Aortenlumen zurückgeworfen (Abb. 44b). Wenn die gegenüberliegende Gefäßwand ebenfalls von Luft (in Bronchus oder Lunge) begrenzt wird, gelangen einzelne Schallwellen durch Streuung an dieser stark reflektierenden Grenzfläche wieder zu der aktiven Elementgruppe zurück und erzeugen ein virtuelles, scheinbar innerhalb des Lungenparenchyms gelegenes Gefäßbild (S). Die Kenntnis dieses klaren Spiegelbildes hat eine praktische Bedeutung, da es von unerfahrenen Untersuchern bei der Fragestellung „Aortenaneurysma“ als Hämatom, Gefäßruptur oder Dissektion fehlinterpretiert werden kann.

Ein wesentlich seltener zu beobachtendes „klares“ Spiegelbild kann an der Überkreuzungsstelle von rechter Pulmonalarterie und rechtem Hauptbronchus auftreten (Abb. 45). Eine grundlegende Voraussetzung auch für dieses Spiegelartefakt ist eine stark reflektierende Grenzfläche, die wegen des hohen Impedanzsprunges zwischen Gefäß bzw. Bronchuswand und Luft entsteht. An dieser Grenzfläche wird die rechte Pulmonalarterie gespiegelt und als zweites virtuelles Gefäß in den rechten Hauptbronchus projiziert.

Zusammenfassend muß man feststellen, daß die Grenze zwischen Mediastinum und Lunge durch die eingeschränkte sonographische Darstellbarkeit der Pleura mediastinalis und durch die intrapulmonalen, „imaginären“ Gewebsreflexe erheblich verwischt werden kann. Dies gilt insbesondere dann, wenn die intrapulmonal eingestreuten Reflexe ein ähnliches Muster und eine ähnliche Intensität aufweisen, wie die Gewebsreflexe der benachbarten mediastinalen Gewebsstrukturen (s. Abb. 34). Die Trennung zwischen den realen mediastinalen Gewebsreflexen und den imaginären, aus Artefakten zusammengesetzten intrapulmonalen Scheinbildern kann dem Ungeübten außerordentlich schwerfallen. Kenntnisse über Entstehungsmechanismen der in der mediastinalen Sonographie gehäuft auftretenden artifiziellen akustischen Phänomene sind deshalb nicht nur von akademischem Interesse, sondern haben auch eine große praktische Bedeutung, da sie Patienten und Untersucher vor folgenschweren Fehlinterpretationen schützen.

Neben den vorausgehend beschriebenen akustischen Phänomenen treten innerhalb des Mediastinums weitere Bildartefakte auf (Bogenartefakte, Schichtdickenartefakte, Schallschattenzonen, Edge-shadowing, distale Schallverstärkungen etc.), die aus der Abdominalsonographie weitgehend bekannt sind. Hiervon sind Bogenartefakte, die an starken Reflektoren entstehen und in echoarmen oder echofreien Bezirken (z. B. Gefäßen) sichtbar werden, am häufigsten zu beobachten. Auf die physikalischen Entstehungsbedingungen dieser Artefakte (Bönhof et al. 1983) soll hier nicht näher eingegangen werden.

2.2.2 Sonographische Abbildungsprobleme des Bronchialsystems

Die Trachea und die beiden Hauptbronchien können von suprasternal und parasternal nur in Ausnahmefällen sono-

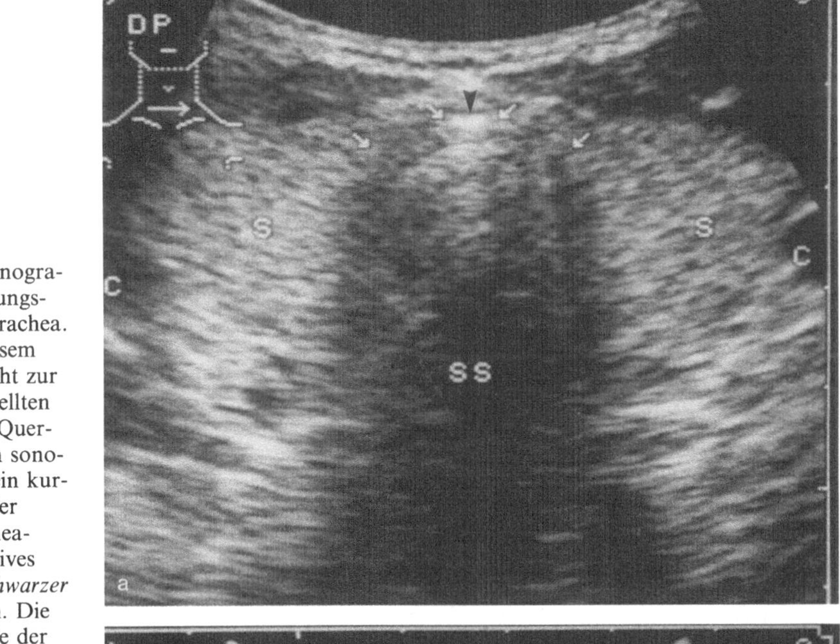

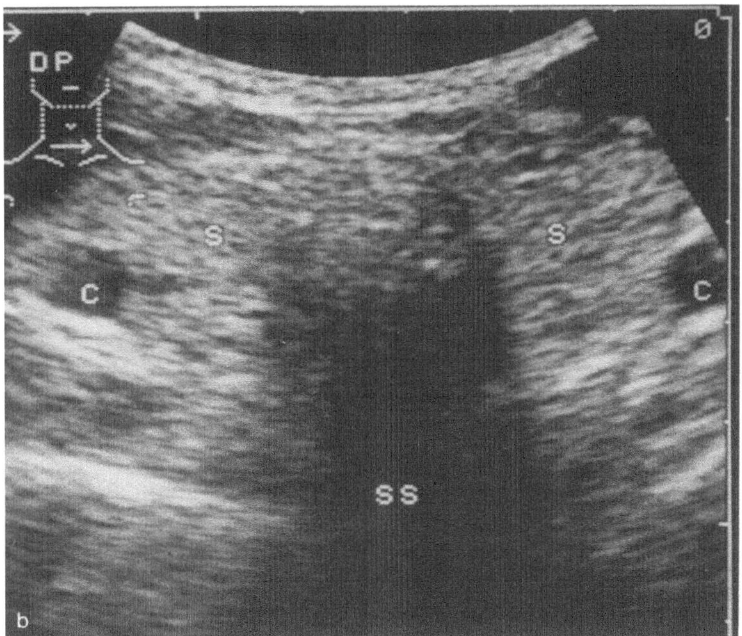

Abb. 46 a, b. Sonographische Abbildungsprobleme der Trachea. **a** Selbst auf diesem absolut senkrecht zur Trachea eingestellten suprasternalen Querschnitt läßt sich sonographisch nur ein kurzer Abschnitt der ventralen Tracheawand als intensives Reflexband (*schwarzer Pfeil*) darstellen. Die lateralen Anteile der Tracheawand (*weiße Pfeile*) können wegen ihres schrägen Verlaufes zur Wellenausbreitungsrichtung nicht mehr abgebildet werden. Die vordere Begrenzung der Trachea kann somit nur durch die mit *Pfeilen* markierten Ausgangspunkte der nachfolgenden Schallschattenzone (*SS*) erahnt werden. *S* Schilddrüse, *C* A. carotis. **b** Bereits geringe Winkelabweichungen von der Senkrechten (ca. 5°) führen zu einem vollständigen Verlust des ventralen trachealen Grenzflächenreflexes

graphisch eindeutig dargestellt werden. Diese Abbildungsprobleme lassen sich darauf zurückführen, daß das Bronchialsystem in einem schrägen Winkel zur Ausbreitungsrichtung der Schallwellen angeordnet ist.

Bei einem senkrechten Auftreffen der Schallwellen auf eine Bronchuswand würde man folgendes Bild erwarten:

a) einen kräftigen sichelförmigen Bronchusreflex, der durch die Totalreflexion der Schallwellen an der Grenzfläche Bronchuswand/Luft entsteht;
b) einen distal des Bronchusreflexes gelegenen Schallschatten, in den Wiederholungsechos eingestreut sind.

In Wirklichkeit ist ein sichelförmiger Trachea – oder Bronchusreflex nur in extremen Ausnahmefällen erkennbar (s. Abb. 12c). Bei der suprasternalen Sonographie kann zum Beispiel ein intensiver sichelförmiger Tracheareflex nur dann ausgelöst werden, wenn der Schallkopf nahezu senkrecht auf der Trachea aufgesetzt ist (Abb. 46a). Bereits geringe Winkelabweichungen von der Senkrechten führen zu einem vollständigen Verlust des Tracheareflexes (Abb. 46b). Dieses Phänomen ist auch auf dem in Abb. 47 dargestellten suprasternalen Längsschnitt der Trachea erkennbar.

Da bereits geringe Winkelabweichungen von der Senkrechten zu einer Auslöschung des Grenzflächenreflexes führen, ist es verständlich, daß die Bronchialwand von supra- und parasternal praktisch nie dargestellt werden kann. Über den suprasternalen Zugang treffen die Schallwellen mit einem Winkel von ca. 50° auf den linken Hauptbronchus und mit einem Winkel von ca. 75° auf den rechten Hauptbronchus auf (Mittelwerte bei großen individuellen Unterschieden). Von parasternal werden die schräg nach dorsal verlaufenden Hauptbronchien rechts mit einem Winkel von ca. 10–30°, links mit einem Winkel von 10–15° angeschnitten (Werte in Rechts- bzw. Linksseitenlagerung!).

Eine nicht senkrecht zur Wellenausbreitungsrichtung gelegene Grenzfläche kann nur durch Rückstreuung an Rauhigkeiten (s. 2.1.1) sonographisch dargestellt werden. Die Intensität des zur empfangenden Elementgruppe zurückgestreuten Wellenanteils, die der Intensität des auf dem Monitor dargestellten Grenzflächenreflexes entspricht, hängt von dem Einfallswinkel, der Rauhigkeit der Bronchusoberfläche und den Reflexions- und Absorptionseigenschaften des zwischengeschalteten Mediums ab (s. 2.1.1). Je größer der Einfallswinkel und je glatter die Grenzfläche, desto geringer ist die Intensität der zurückgestreuten Schallwellen. Hierdurch lassen sich die großen individuellen Unterschiede der sonographischen Abbildungsmöglichkeiten des Bronchialsystems erklären.

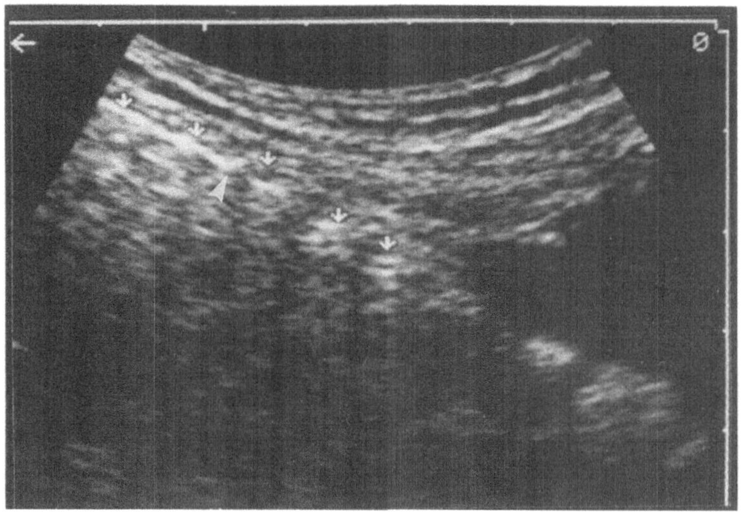

Abb. 47. Sonographische Darstellung der Trachea im suprasternalen Sagittalschnitt. Die Grenzfläche Tracheawand/Luft (*Pfeile*) ist nur bis zu einem Einfallswinkel von 11° als intensives zusammenhängendes Reflexband sichtbar. Bei größeren Einfallswinkeln bricht das Reflexband abrupt ab (*Pfeilspitze*). Die in regelmäßigen Abständen folgenden hellen Reflexe (*Pfeile*) werden lediglich durch die Knorpelspangen der Trachea (an der Grenzfläche Gewebe/Knorpel) ausgelöst

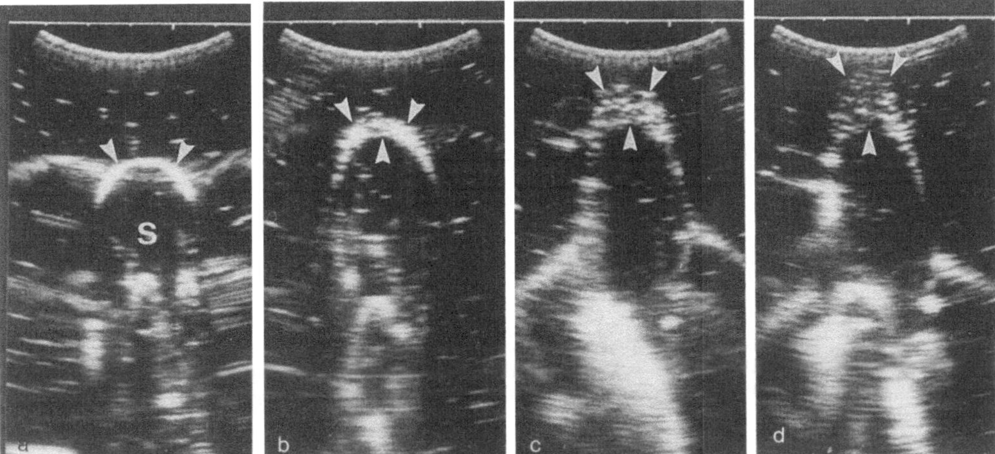

Abb. 48 a–d. Sonographische Darstellung des Bronchialwandreflexes im Wasserbadmodell. Ein luftgefüllter Fingerling wird im Wasserbad mit unterschiedlichen Einfallswinkeln (0–80°) beschallt. Bei einem Einfallswinkel von 0° (**a**) wird die Grenzfläche Gummi/Luft als intensives, feines sichelförmiges Reflexband (*Pfeile*) abgebildet. Hinter dem Reflexband liegt ein distaler Schallschatten (*S*), in den wegen des vorgeschalteten „leeren“ Mediums Wasser keine Wiederholungsechos (abgesehen von einzelnen kleinen Luftbläschen) eingestreut sind. Rechts und links des sichelförmigen Reflexbandes sind Bogenartefakte erkennbar. Die Intensität des Grenzflächenreflexes wird mit zunehmenden Einfallswinkeln (45, 65 und 80°: **b, c** und **d**) nicht nur durch die abnehmende Rückstreuung reduziert. Ein Teil der Intensität geht auch dadurch verloren, daß der Grenzflächenreflex mit zunehmenden Einfallswinkeln über eine größere Fläche „verschmiert“ wird (*Pfeile*)

Die Abbildung des Bronchusreflexes wird neben dem Intensitätsverlust durch schräge Einfallswinkel jedoch noch durch einen weiteren Faktor beeinflußt, dem sog. Schmiereffekt (Abb. 48). Die physikalischen Ursachen dieses Effektes, der zu einem Kontrast- und Randschärfenverlust des Grenzflächenreflexes führt, veranschaulicht Abb. 49.

Die von einer Elementgruppe ausgesandten Schallwellen laufen nicht in einer Linie, sondern haben eine seitliche kegelförmige Ausdehnung (die sog. Schallkeule), die unter anderem von der Fokussierung beeinflußt wird. Bei schräg zur Ausbreitungsrichtung gelegenen reflektierenden Grenzflächen sind die Wege der Schallwellen innerhalb der Schallkeule unterschiedlich lang (die Distanz Schallsonde/Grenzfläche ist in Position 1 kürzer als in Position 3). Zum Aufbau eines zweidimensionalen Monitorbildes muß idealisierend angenommen werden, daß die innerhalb der räumlichen Ausdehnung einer Schallkeule entstehenden Echos nur aus einer Linie (Position 2) senkrecht zu der abstrahlenden Elementgruppe kommen. Deshalb werden auf dem Monitor zahlreiche Grenzflächenreflexe abgebildet, die zu einer „Verschmierung“ der Grenzfläche führen.

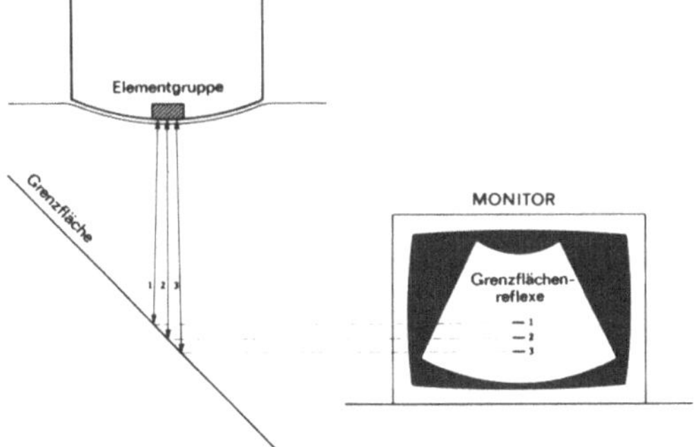

Abb. 49. Physikalisch-technische Grundlagen des Randschärfenverlustes von schräg zur Wellenausbreitungsrichtung verlaufenden Grenzflächen

Wenn man sich die in Abb. 48 dargestellten verschmierten Grenzflächenreflexe jetzt nicht in einem echofreien Wasserbad, sondern in einem echoreichen Medium vorstellt, so wird verständlich, daß diese Reflexe in vivo innerhalb des echoreichen mediastinalen Fett- und Bindegewebes meist vollständig untergehen.

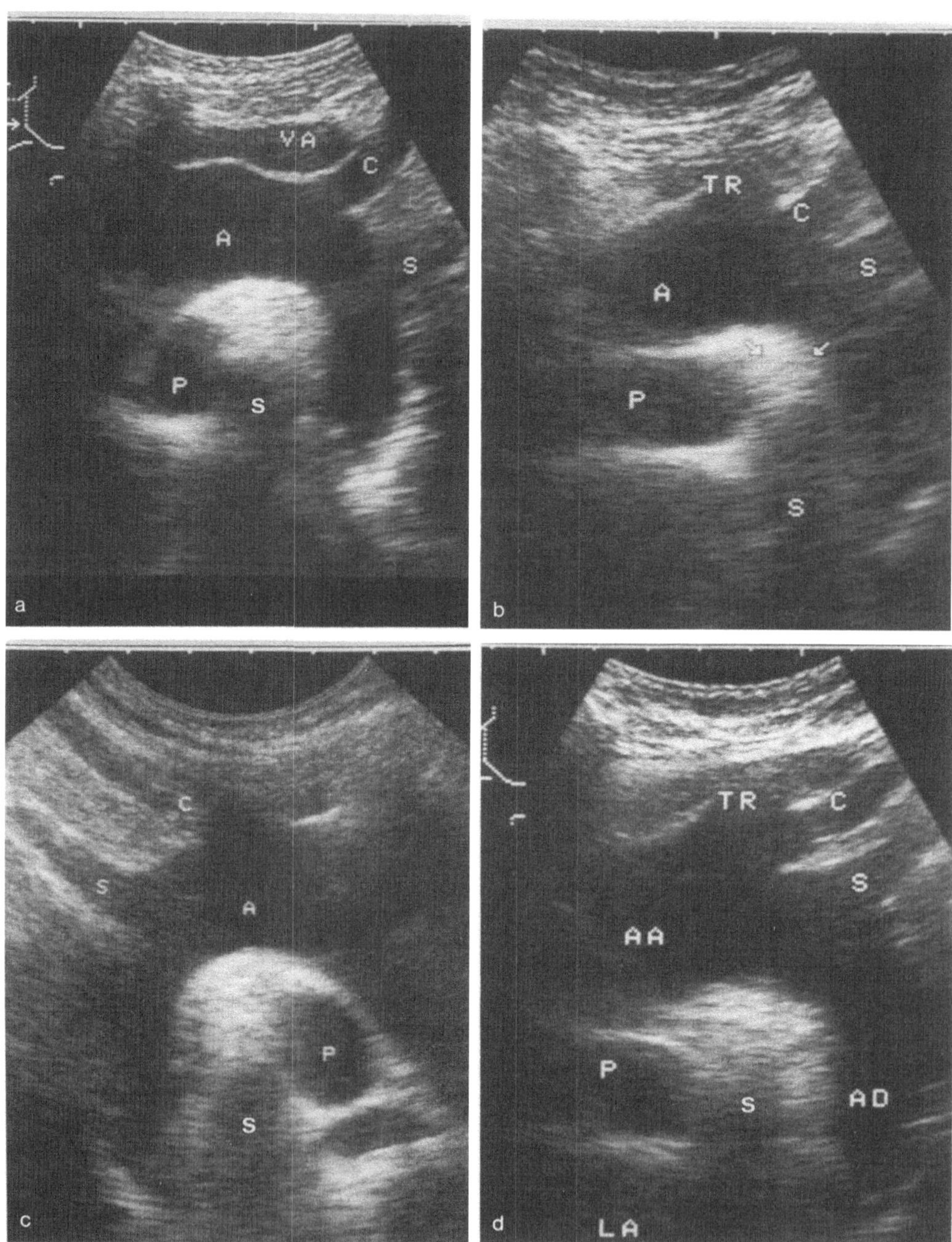

Abb. 50 a–d. Suprasternale Bildbeispiele für die individuell unterschiedliche Intensität des am linken Hauptbronchus ausgelösten distalen Schallschattens. Die „Schwärzung" des distalen Schallschattens (*S*) nimmt von **a** nach **d** kontinuierlich ab. *VA* linke V. anonyma, *A* Aorta, *C* linke A. carotis, *S* (oben) linke A. subclavia, *TR* Truncus brachiocephalicus, *P* rechte A. pulmonalis, *AA* Aorta ascendens, *AD* Aorta descendens, *LA* linker Vorhof, *S* (unten) Schallschatten hinter dem linken Hauptbronchus. Die *Pfeile* in **b** markieren den linken Hauptbronchus

Während sich der Bronchus nur in seltenen Fällen vom umgebenden Bindegewebe durch einen erkennbaren sichelförmigen Reflex demarkiert, ist der distal des Bronchus gelegene Schallschatten sonographisch häufiger sichtbar (Abb. 50a, b). Die „Schwärzung" des distalen Schallschattens zeigt allerdings durch die verschiedene Intensität der eingestreuten Wiederholungsechos große individuelle Unterschiede (Abb. 50a–c). Die Intensität der Wiederholungsechos hängt wiederum vom Einfallswinkel, von der Rauhigkeit der Bronchusoberfläche und von den Absorptions- und Reflexionseigenschaften des zwischengeschalteten Mediums ab. Je größer der Einfallswinkel, je glatter die Grenzfläche (Bronchuswand/Luft) und je höher die Schallabsorption des zwischengeschalteten Gewebes, desto geringer ist die Intensität der zur aktiven Elementgruppe zurückgestreuten Schallwellen, von denen letztendlich (nach den in 2.1 beschriebenen physikalischen Vorgängen) Wiederholungsechos ausgelöst werden. Je geringer die Intensität der schleierförmigen Wiederholungsechos, desto besser läßt sich der distale Schallschatten aufgrund seiner intensiveren „Schwärzung" von der Umgebung abgrenzen. – Dieses Phänomen wird in Abb. 50 illustriert. Die „Schwärzung" des bei suprasternaler Schnittführung am linken Hauptbronchus ausgelösten distalen Schallschattens nimmt von Abb. 50a nach 50c deutlich ab. In allen 3 Bildbeispielen läßt sich kein eindeutiger Bronchusreflex nachweisen. Der linke Hauptbronchus läßt sich jedoch auf Abb. 50a–c annäherungsweise durch den Ausgangspunkt des gut abgrenzbaren distalen Schallschattens lokalisieren. Der distale Schallschatten dient gewissermaßen als Leitschiene zur Bronchuslokalisation. In Abb. 50d sind die eingestreuten Wiederholungsechos im distalen Schallschatten allerdings so intensiv, daß sich der Schallschatten nicht mehr ausreichend gut von der Umgebung kontrastiert. Somit kann in diesen Fällen die Lokalisation des Bronchus auch nicht annäherungsweise bestimmt werden.

Zusammenfassend muß man feststellen, daß das Bronchialsystem sonographisch aufgrund der beschriebenen physikalischen Phänomene nur unzureichend dargestellt werden kann. Der Bronchusreflex ist sonographisch nur in seltenen Ausnahmefällen abgrenzbar, so daß die Lage des Bronchus nur annäherungsweise durch den Ursprungsort des nachfolgenden Schallschattens bestimmt werden kann. In vielen Fällen läßt sich jedoch selbst der distale Schallschatten nicht eindeutig identifizieren, so daß über die Lage der Bronchien keine Aussage getroffen werden kann.

Aus diesen Gründen ist das Bronchialsystem als anatomische Leitstruktur für die sonographische Orientierung im Mediastinum völlig ungeeignet. Eine um so größere Bedeutung für die anatomische Orientierung kommt deshalb den großen mediastinalen Gefäßen zu, durch die die verschiedenen mediastinalen Kompartimente eindeutig identifiziert werden können.

2.3 Zusammenfassung

Voranstehend wurden die physikalischen Ursachen der in der mediastinalen Sonographie auftretenden akustischen Phänomene und Artefakte beschrieben. Da das Mediastinum allseits von „spiegelnden" Grenzflächen ausgekleidet ist, entstehen häufig komplexe artifizielle akustische Scheinbilder, die die Grenzen zwischen Realität und Imagination ähnlich einer Fata Morgana verwischen. Kenntnisse über die Entstehungsmechanismen dieser akustischen Phänomene sind erforderlich, um folgenschwere Fehlinterpretationen zu vermeiden.

Die Trachea und die beiden Hauptbronchien lassen sich aus detailliert beschriebenen schallphysikalischen Gründen von supra- und parasternal nur in Ausnahmefällen sonographisch darstellen. Deshalb ist das Bronchialsystem als anatomische Leitstruktur für die sonographische Orientierung im Mediastinum völlig ungeeignet. Als anatomische Leitstruktur zur sonographischen Orientierung dienen ausschließlich die großen mediastinalen Gefäße, durch die die verschiedenen mediastinalen Kompartimente eindeutig identifiziert werden können.

3 Detektion von mediastinalen Tumoren: Sensitivität der Sonographie im Vergleich zur Computertomographie und konventionellen Röntgendiagnostik

In der Abklärung von mediastinalen Raumforderungen wurde bisher im wesentlichen die Thoraxübersichtsaufnahme in 2 Ebenen und die im weiteren diagnostischen Stufenplan unmittelbar anstehende Computertomographie und Kernspintomographie eingesetzt.

In dieser prospektiven Studie an 182 Patienten soll die diagnostische Effizienz der Sonographie in der Detektion von mediastinalen Tumoren ermittelt und mit den Ergebnissen der Computertomographie und der konventionellen Röntgendiagnostik verglichen werden.

3.1 Patienten und Methoden

Innerhalb eines Zeitraumes von 2 Jahren (Juli 1985 bis Juni 1987) wurden 182 Patienten, die zur CT-Diagnostik des Mediastinums zugewiesen wurden, prospektiv röntgenologisch, sonographisch und computertomographisch untersucht.

Bei 134 Patienten (74%) wurden computertomographisch eine oder mehrere me-

Tabelle 2. Diagnosesicherung der computertomographisch nachgewiesenen mediastinalen Tumoren (n = 134)

Endgültige Diagnose	Patienten n	Diagnosesicherung d. Mediastinaltumoren		
		OP/PE	Verlauf[a]	Morphologie[b]
Morbus Hodgkin[c]	32	3	26	3
Non-Hodgkin-Lymphom[d]	15	3	11	1
Bronchialkarzinom[e]	20	17	2	1
Prim. Mediastinaltumoren[f]	24	17	7	–
Tumoren des Verdauungstraktes[g]	18	18	–	–
Mediast. Metastasen	14	–	13	1
Entzündliche Lymphadenopathie[h]	11	9	1	1
Gesamt	134	67	60	7

[a] CT-Verlaufskontrollen, die eine Größenzunahme oder -abnahme von mediastinalen Tumoren unter Therapie bzw. eine Konstanz benigner Tumoren (z. B. intrathorakale Strumen) dokumentierten.
[b] Rein CT-morphologische Diagnose (ohne Verlaufsuntersuchungen).
[c] 24 Hodgkin-Lymphome vor Therapie, 1 unter Therapie, 7 nach Therapie.
[d] 11 Non-Hodgkin-Lymphome vor Therapie, 1 unter Therapie, 3 nach Therapie.
[e] 16 Bronchialkarzinome vor Therapie, 1 Bronchialkarzinom unter Therapie, 3 Bronchialkarzinome nach Therapie.
[f] 3 maligne Thymome, 1 Thymuskarzinoid, 1 neurogenes Sarkom, 1 Liposarkom, 1 Fibrosarkom, 1 fibröses Histiozytom, 1 mal. epith. Tumor, 1 Dermoidtumor, 1 benignes Teratom, 1 Neurinom, 2 Neurofibrome, 2 Perikardzysten, 2 Thymushyperplasien, 2 vergrößerte Thymusdrüsen n. Therapie eines M. Hodgkin, 4 mediastinale Strumen.
[g] 11 Ösophaguskarzinome, 6 Kardiakarzinome, 1 Hypopharynxkarzinom.
[h] 8 Sarkoidosen, 1 Tuberkulose, 2 unspezifisch entzündlich vergrößerte Lymphknoten.

diastinale Raumforderungen diagnostiziert. 50% der mediastinalen Tumoren konnten histologisch durch eine Operation (26%) oder Biopsie (24%) gesichert werden (Tabelle 2). In 45% lagen radiologische Verlaufskontrollen vor, die eine Größenzunahme oder Größenabnahme der mediastinalen Tumoren unter Therapie dokumentierten. Hierunter fielen z. B. Hodgkin- und Non-Hodgkin-Lymphome, deren Histologie fast ausschließlich aus einem peripheren Lymphknoten bestimmt worden war. Nur in 5% (7 Patienten) ließ sich die computertomographisch beschriebene Raumforderung weder histologisch noch durch Verlaufskontrollen weiter absichern.

Das Alter der Patienten (73 Frauen, 109 Männer) lag zwischen 9 und 78 Jahren (Durchschnitt: 45 Jahre).

Untersuchungstechnik

Die sonographischen Untersuchungen wurden mit Konvexsonden von 3,5 und 5,0 MHz (LSC 7000, Picker International, München) durchgeführt. Die sonographische Untersuchungstechnik wurde bereits ausführlich in Kapitel 1 beschrieben. Die suprasternale Untersuchung des Mediastinums wurde bei allen 182 Patienten, die parasternale Untersuchung nur bei den letzten 88 Patienten durchgeführt, da diese Untersuchungstechnik erst im September 1986 entwickelt wurde.

Die CT-Untersuchungen (Philips Tomoscan 350) wurden primär mit Kontrastmittel (100-200 ml Rayvist 300, Schering AG, Berlin) durchgeführt. Die Aufnahmen wurden während der Bolusinjektion in einer schnellen Sequenz angefertigt (Scanzeit 4,8 s, Schichtdicke 0,9 cm), wodurch eine gute Kontrastierung des Gefäßsystems während der gesamten Untersuchungszeit erreicht werden konnte.

Die Thoraxübersichtsaufnahmen in 2 Ebenen wurden in üblicher Technik (125 KV, Film-Fokus-Abstand: 2 m, Mediastinalfilter) angefertigt (Thoramat, Siemens).

Bildanalyse

Die Durchführung und Beurteilung der sonographischen und computertomographischen Untersuchungen und die Auswertung der Thoraxübersichtsaufnahmen erfolgten doppelblind durch 3 voneinander unabhängige Radiologen nach einem einheitlichen Befundungsprotokoll. Das Mediastinum wurde für alle 3 beschriebenen Verfahren einheitlich in 8 Regionen aufgeteilt, die wie folgt definiert waren:

- *Supraaortalregion*: Region oberhalb des Aortenbogens mit Ausnahme des zwischen der Trachea und der Wirbelsäule gelegenen Raumes.
- *Rechte Paratrachealregion*: Region ventral und rechtslateral der Trachea zwischen Truncus brachiocephalicus (kraniale Begrenzung) und rechtem Hauptbronchus (kaudale Begrenzung).
- *Aortopulmonales Fenster*: Region zwischen Aortenbogen, Truncus pulmonalis, linker Pulmonalarterie und linkem Hauptbronchus.
- *Prävaskularregion*: Region zwischen den großen Gefäßen (Aorta ascendens, V. cava superior und Truncus pulmonalis) und dem Sternum.
- *Subkarinalregion*: Region zwischen Carina und dem Dach des linken Vorhofes.
- *Perikardialregion*: Region ventral und beidseitig lateral des Herzens.
- *Hinteres Mediastinum*: Region zwischen Trachea und Wirbelsäule (kranialer Anteil) bzw. Region zwischen dem Herzen und der Wirbelsäule (kaudaler Anteil).
- *Paravertebralregion*: Region rechts- und linkslateral der Wirbelsäule.

Alle sonographischen Untersuchungen wurden von einem einzigen erfahrenen Untersucher durchgeführt und nach einem einheitlichen Protokoll befundet. Neben den pathologischen Befunden wurde bei allen Patienten die Darstellbarkeit der mediastinalen Gefäße und die Beurteilbarkeit der einzelnen Mediastinalregionen dokumentiert.

Wenn sich das die mediastinalen Gefäße umgebende Fett- und Bindegewebe homogen-echoreich darstellte, so wurde die entsprechende Region als sonographisch unauffällig befundet. Jede sonographisch vom mediastinalen Fett- und Bindegewebe abgrenzbare noduläre Veränderung mit einem kleinsten Querdurchmesser von mehr als 1,0 cm wurde als pathologisch gewertet.

Die Kriterien für eine ausreichende sonographische Beurteilbarkeit der einzelnen Mediastinalregionen werden im folgenden wiedergegeben (s. auch Tabelle 1):

Supraaortalregion: Darstellung des gesamten Aortenbogens mit sämtlichen Abgängen der großen supraaortalen Arterien. Darstellung der V. anonyma (beidseitig) mit ihrer Einmündung in die V. cava superior (Technik: koronare und halbsagittale suprasternale Schnitte parallel zur Ebene des Aortenbogens und zur Ebene des Truncus brachiocephalicus).

Paratrachealregion: Darstellung des Truncus brachiocephalicus, der rechten V. anonyma, der Aorta ascendens und der rechten Pulmonalarterie (Technik: koronare und halbsagittale suprasternale Schnitte parallel zur Ebene des Truncus brachiocephalicus).

Aortopulmonales Fenster: Darstellung des gesamten Aortenbogens und der Pulmonalarterie (Technik: halbsagittale suprasternale Schnitte parallel zur Ebene des Aortenbogens).

Prävaskularregion: Darstellung zumindest der Aorta ascendens und des Truncus pulmonalis im gesamten Verlauf (Technik: Rechts- und linksparasternale transaxiale und sagittale Schnitte).

Subkarinalregion: Darstellung der Aorta ascendens, der rechten Pulmonalarterie und des linken Vorhofs in 2 Ebenen (Technik: rechts- und linksparasternale transaxiale und sagittale Schnitte).

Perikardialregion: Darstellung des rechten Vorhofs, des rechten und linken Ventrikels und des perikardialen Fettbürzels beidseitig (Technik: rechts- und linksparasternale transaxiale und sagittale Schnitte).

Wenn die hier beschriebenen Kriterien nicht erfüllt waren, so wurde die betreffende Mediastinalregion als sonographisch nicht beurteilbar gewertet.

Bei der Beurteilung der Computertomogramme wurden die von Glazer et al. (1985) erarbeiteten Grenzwerte für normale mediastinale Lymphknoten berücksichtigt. Jeder Lymphknoten oder jede anderweitige mediastinale Raumforderung mit einem kleinsten Querdurchmesser von mehr als 1,0 cm wurde als pathologisch gewertet. Noduläre Läsionen unter 1,0 cm Durchmesser wurden als Normalbefund eingestuft.

Die Thoraxübersichtsaufnahmen wurden nach allgemein anerkannten röntgendiagnostischen Kriterien befundet. Die röntgenologische Diagnostik von mediastinalen Tumoren stützt sich im wesentlichen auf die genaue Analyse der pleuromediastinalen Linien. Im folgenden werden die in dieser Studie berücksichtigten röntgendiagnostischen Kriterien für die einzelnen Mediastinalregionen aufgeführt:

Supraaortalregion: Verbreiterung des oberhalb des Aortenbogens gelegenen Mediastinalschattens nach rechts oder links.

Paratrachealregion: Verbreiterung des Paratrachealstreifens (obere Normgrenze: 4 mm). Verbreiterung des Azygosschattens (obere Normgrenze: 10 mm Querdurchmesser). Konvexbogige oder umschriebene Vorwölbung der äußeren Kontur der V. cava. Erhöhte Dichte des V.-cava-Schattens. Die Diagnose „Tumor" wurde gestellt, wenn mindestens eines der 4 genannten Kriterien zutraf (Müller et al. 1985b; Fraser u. Paré 1983).

Aortopulmonales Fenster: Zur Beurteilung des aortopulmonalen Fensters wurde eine genaue Analyse der linken pleuromediastinalen Umschlagsfalten nach Blank u. Castellino (1972) vorgenommen. Eine konvexbogige Kontur der Umschlagsfalte und jede von den beschriebenen Variationen abweichende Doppelkontur wurden als pathologisch gewertet.

Prävaskularregion: Bei Tumoren im vorderen Mediastinum wird die Strahlentransparenz des Retrosternalraumes auf der seitlichen Thoraxaufnahme herabgesetzt. Auf der p.-a.-Aufnahme sind vergrößerte rechtsprävaskuläre Lymphknoten oder Tumoren an einer Mediastinalverbreiterung erkennbar, die den tracheobronchialen Winkel nach kaudal meist überschreitet. Demgegenüber endet die Mediastinalverbreiterung durch paratracheale Tumoren in Höhe des tracheobronchialen Winkels. Im vorderen Mediastinum links gelegene Tumoren führen zu einer linksseitigen Mediastinalverbreiterung, die meist auch die Kontur des Aortenbogens alteriert, was die Differenzierung gegenüber linksparatrachealen Tumoren auf der p.-a.-Aufnahme erschwert (Bein 1978).

Subkarinalregion: Konvexbogige Verlagerung des azygoösophagealen Recessus nach rechts. Auslöschung der medialen Wand des rechten Hauptbronchus und des Bronchus intermedius. Verminderte Strahlentransparenz der Subkarinalregion. Die Subkarinalregion wurde als pathologisch gewertet, wenn mindestens eines der 3 genannten Kriterien zutraf (Müller et al. 1985a).

Linkslaterale Paraaortalregion: Verlagerung oder Deformierung der lateralen Kontur des Aortenbogens (Blank u. Castellino 1980).

Perikardialregion: Umschriebene Verwölbung der Herzkontur oder der kardiophrenischen Winkel (Castellino u. Blank 1972; Sussman et al. 1987).

Hinteres Mediastinum: Umschriebene Vorwölbung der paraösophagealen Linie nach rechts. Umschriebene Konturvorwölbung der paraaortalen Linie (Blank u. Castellino 1980; Neufang u. Bülo 1981).

Paravertebralregion: Umschriebene Konturvorwölbung der rechten oder linken paravertebralen Linie (Blank u. Castellino 1980; Neufang u. Bülo 1981).

Jede pathologische Verlagerung der pleuromediastinalen Umschlagsfalten wurde als Tumor gewertet.

Auswertung und Vergleich der Ergebnisse

Am Ende der Studie wurden die Ergebnisse der Sonographie und Röntgendiagnostik mit den Ergebnissen der als Referenz dienenden Computertomographie verglichen. Alle von der Computertomographie abweichenden sonographischen und röntgenologischen Befunde wurden als falsch-negativ oder falsch-positiv gewertet. Bei diskrepanten computertomographischen und sonographischen Befunden wurden die Aufnahmen beider Verfahren noch einmal genau analysiert und miteinander verglichen, um die Ursachen für den abweichenden sonographischen Befund zu klären. Sonographisch aus untersuchungstechnischen Gründen nicht beurteilbare Mediastinalregionen wurden bei der Auswertung nicht berücksichtigt. Die Sensitivität und Spezifität der Sonographie und Röntgendiagnostik wurden für jede einzelne Mediastinalregion getrennt berechnet.

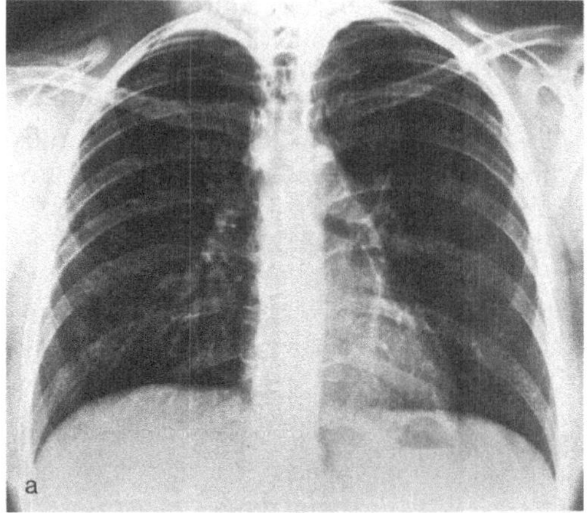

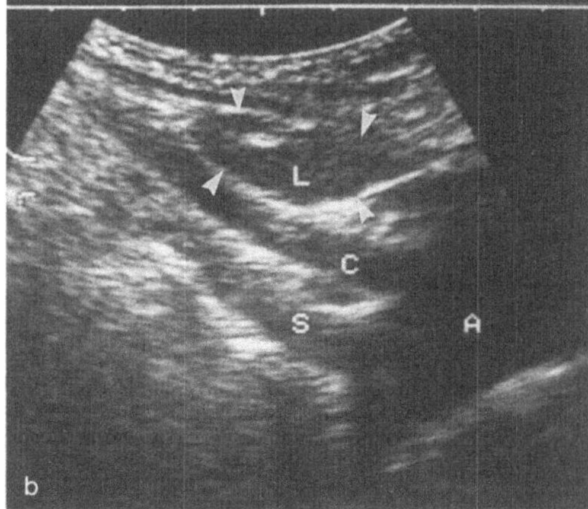

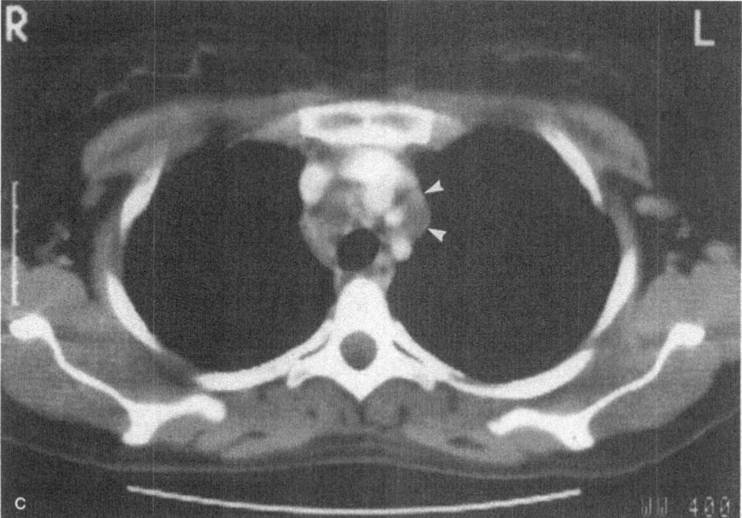

a Unauffälliger röntgenologischer Thoraxbefund. **b** Das suprasternale Sonogramm (halbsagittale Schnittführung) zeigt kranial des Aortenbogens (*A*) einen der linken A. carotis (*C*) anliegenden echoarmen Lymphknoten (*L, Pfeile*) von 2,8 × 1,2 cm Durchmesser. *S* A. subclavia. **c** Auch im CT findet sich an gleicher Stelle ein vergrößerter supraaortaler Lymphknoten (*Pfeile*)

Abb. 51 a–c. 25jährige Patientin mit histologisch gesichertem M. Boeck.

3.2 Ergebnisse

Der Anteil der diagnostisch verwertbaren sonographischen Untersuchungen des Mediastinums ist in Tabelle 3 dargestellt. Er lag in Abhängigkeit von der zu beurteilenden Mediastinalregion zwischen 85 und 96%.

In den vergleichend untersuchten 6 Mediastinalregionen wurden computertomographisch insgesamt 195 Tumoren nachgewiesen. 176 (90%) der 195 computertomographisch beschriebenen Tumoren konnten auch sonographisch diagnostiziert werden (s. Tabellen 4–6 und Abb. 51–59). Nur 19 mediastinale Tumoren (1 supraaortaler Tumor, 7 paratracheale Tumoren, 4

Tabelle 3. Anteil der diagnostisch verwertbaren sonographischen Untersuchungen des Mediastinums

Mediastinalregion	Diagnostisch verwertbare Untersuchungen	
	n	[%]
Supraaortalregion	174/182	96
Paratrachealregion	168/182	92
AP-Fenster	158/182	87
Prävaskularregion	81/88	92
Subkarinalregion	75/88	85
Perikardialregion	83/88	94

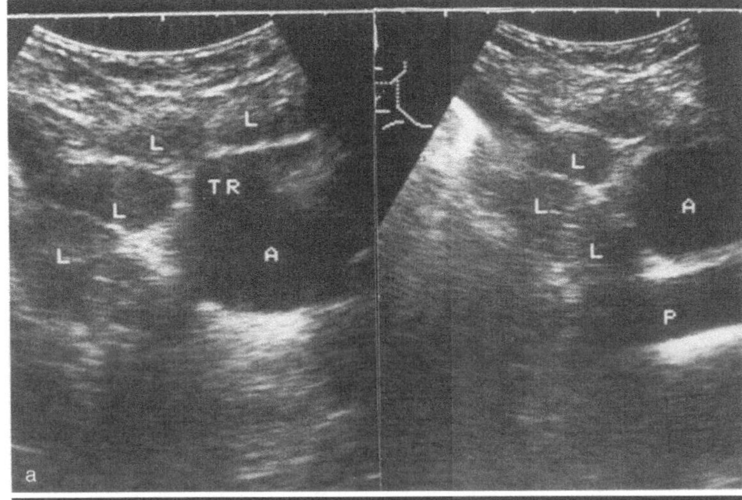

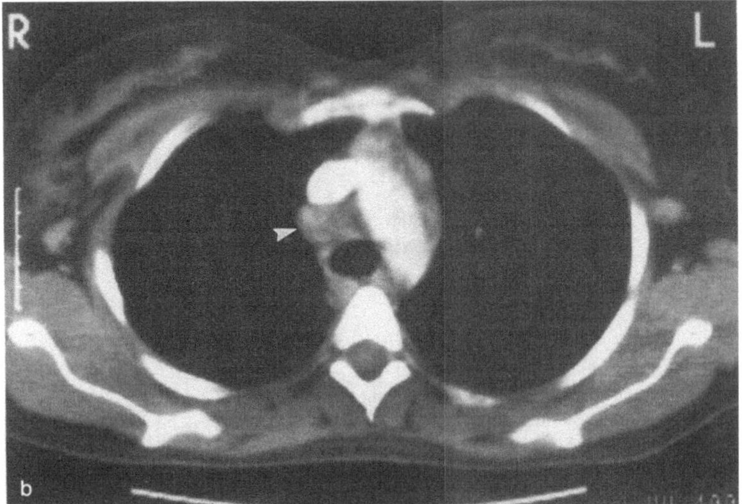

Abb. 52 a, b. 25jährige Patientin mit M. Boeck. **a** Das suprasternale Sonogramm (halbsagittale Schnittführung) zeigt in der rechten Paratrachealregion multiple echoarme Lymphknoten (*L*) bis 2,0 cm Durchmesser. *A* Aorta, *P* A. pulmonalis, *TR* Truncus brachiocephalicus. **b** Auf dem korrespondierenden CT finden sich ebenfalls multiple vergrößerte paratracheale Lymphknoten (*Pfeil*)

aortopulmonale Tumoren, 2 prävaskuläre Tumoren und 5 subkarinale Tumoren) entgingen dem sonographischen Nachweis.

Um die Ursache für die fehlende sonographische Darstellung dieser Tumoren zu klären, wurden alle vorliegenden Sonogramme noch einmal genau analysiert und mit den Computertomogrammen verglichen. Nur 2 (1 paratrachealer Tumor, 1 subkarinaler Tumor) von 19 Tumoren wurden sonographisch übersehen, weil die Beurteilung der Tumorregion durch Schallartefakte gestört war. In den übrigen 17 Fällen war auch bei der retrospektiven Analyse die Tumorregion sonographisch vollständig erfaßt, so daß die fehlende sonographische Darstellung dieser Läsionen auf unzureichende Kontrastunterschiede zwischen Tumorgewebe und umgebendem mediastinalem Bindegewebe zurückzuführen ist (Abb. 55).

In der Supraaortalregion wurde bei einem Patienten nach Abschluß der Strahlentherapie eines malignen Thymoms computertomographisch noch ein Restbefund von 2 cm Durchmesser nachgewiesen, während das Sonogramm normales, echoreiches perivaskuläres Bindegewebe zeigte. In den folgenden computertomographischen Kontrollen über 12 Monate bildete sich dieser Prozeß bis auf einen minimalen Restbefund zurück,

Tabelle 4. Ergebnisse der Sonographie (*US*) und konventionellen Röntgendiagnostik (*RÖ*) in bezug auf das Referenzverfahren CT

Mediastinalregion	Patienten n	CT		US				RÖ			
		(+)	(−)	T(+)	T(−)	F(+)	F(−)	T(+)	T(−)	F(+)	F(−)
1. Supraaortalregion	174	58	116	57	116	0	1	39	109	7	19
2. Paratrachealregion	168	62	106	55	105	1	7	43	94	12	19
3. AP-Fenster	158	21	137	17	136	1	4	13	130	7	8
4. Prävaskularregion	81	26	55	24	55	0	2	12	51	4	14
5. Subkarinalregion	75	16	59	11	59	0	5	5	59	0	11
6. Perikardialregion	83	12	71	12	71	0	0	8	71	0	4
7. Hinteres Mediastinum	88	17	71	1	71	0	16	1	71	0	16
8. Paravertebralregion	88	9	79	1	79	0	8	4	79	0	5
Gesamt (Region 1–6):		195	544	176	542	2	19	120	514	30	75
Gesamt (Region 1–8):		221	694	178	692	2	43	125	664	30	96

n = Anzahl der Patienten, (+) = positiver Tumorbefund, (−) = negativer Tumorbefund, T(+) = richtig-positiver Tumorbefund, T(−) = richtig-negativer Tumorbefund, F(+) = falsch-positiver Tumorbefund, F(−) = falsch-negativer Tumorbefund

Tabelle 5. Größe der computertomographisch beschriebenen Tumoren und Größe der sonographisch und röntgenologisch übersehenen mediastinalen Tumoren

Mediastinalregion	Anzahl der Tumoren im CT	Größe der Tumoren im CT				Falsch-negative Sonogramme		Falsch-negative Röntgenbefunde	
		1–2 cm n	2–3 cm n	3–6 cm n	> 6 cm n	n	Tumorgröße [cm]	n	Tumorgröße [cm]
1. Supraaortalregion	58	16	12	22	8	1	2,0	19	1,0–3,0
2. Paratrachealregion	62	16	23	16	7	7	1,5–2,0	19	1,0–2,5
3. AP-Fenster	21	4	7	7	3	4	2,0–5,0	8	1,0–5,0
4. Prävaskularregion	26	12	6	5	3	2	1,2–2,0	14	1,0–4,0
5. Subkarinalregion	16	4	6	5	1	5	1,8–4,0	11	1,0–4,0
6. Perikardialregion	12	3	2	4	3	0	–	4	1,0–5,0
7. Hinteres Mediastinum	17	6	7	4	0	16	2,0–6,0	16	2,0–6,0
8. Paravertebralregion	9	4	3	2	0	8	2,0–6,0	5	2,0–3,0
Gesamt	221	65	66	65	25	43	1,2–6,0	96	1,0–6,0

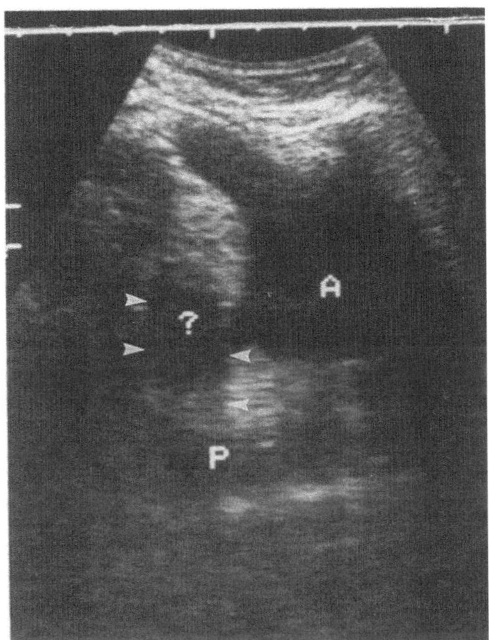

Abb. 53. 46jährige Patientin mit malignem Melanom. Das suprasternale Sonogramm (halbsagittale Schnittführung) zeigt in der rechten Paratrachealregion eine echoarme Läsion (?), die als Lymphknotenmetastase gewertet wurde. In Wirklichkeit handelt es sich um ein Artefakt (Schallschatten hinter einer trachealen Knorpelverkalkung), das retrospektiv an der geradlinigen seitlichen Begrenzung der Läsion (*Pfeile*) erkennbar ist. *A* Aorta, *P* A. pulmonalis

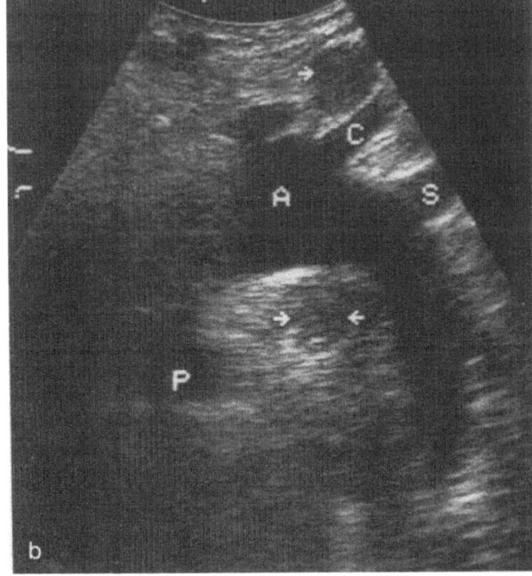

Abb. 54 a–c. 42jähriger Patient mit Bronchialkarzinom. **a** Die Thoraxaufnahme zeigt ein unauffälliges aortopulmonales Fenster (*Pfeile*). **b** Auf dem suprasternalen Sonogramm (halbsagittale Schnittführung) ist im aortopulmonalen Fenster eine echoarme Lymphknotenmetastase (*Pfeile*) von 2,0 cm Durchmesser sowie eine weitere supraaortale Metastase (*Pfeil*) erkennbar. **c** Der CT-Schnitt zeigt die aortopulmonale Lymphknotenmetastase (*2 Pfeile*) sowie eine weitere Metastase in der rechten Paratrachealregion (*1 Pfeil*)

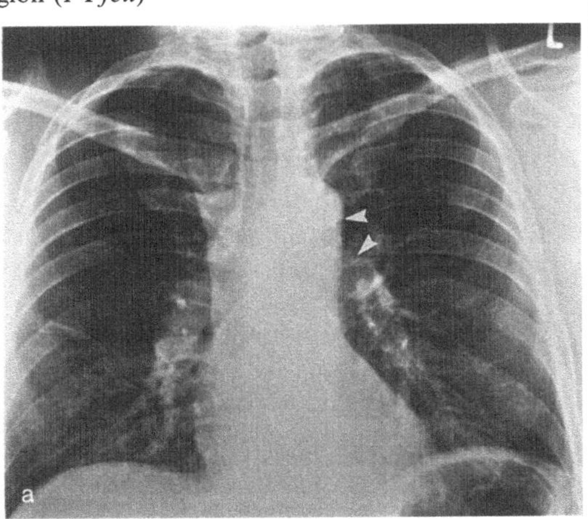

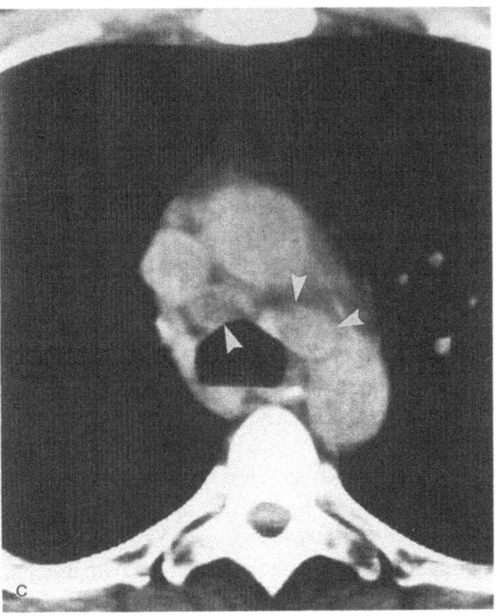

der schließlich als residuales Narbengewebe gewertet wurde.

Bei den 6 paratrachealen Tumoren, die wegen fehlender Kontrastunterschiede zum umgebenden Gewebe sonographisch übersehen wurden, handelte es sich um ein spindelzelliges Fibrosarkom (4,0 cm Durchmesser), ein malignes Teratom (1,5 cm Durchmesser), 3 vergrößerte Lymphknoten von 1,5 cm Durchmesser bei M. Hodgkin und einen Lymphknoten von 1,5 cm Durchmesser bei einem peripheren Bronchialkarzinom. Ein Patient mit M. Hodgkin und einem sonographisch übersehenen paratrachealen Lymphom stand bereits unter Chemotherapie. Ein sonographisch nicht erfaßter paratrachealer Lymphknoten eines Patienten mit unbehandeltem M. Hodgkin und der mediastinale Lymphknoten des Patienten mit Bronchialkarzinom zeigten im CT größere, zentrale fleckige Hypodensitäten, die eher für eine benigne Lymphknotenhyperplasie sprachen.

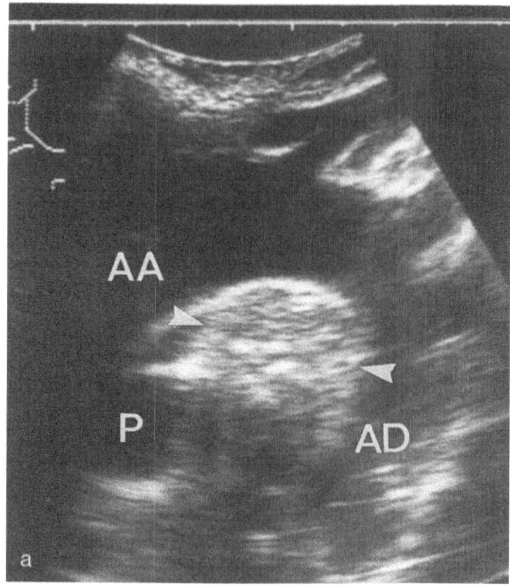

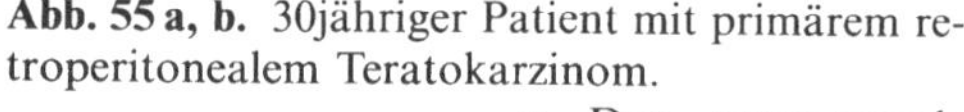

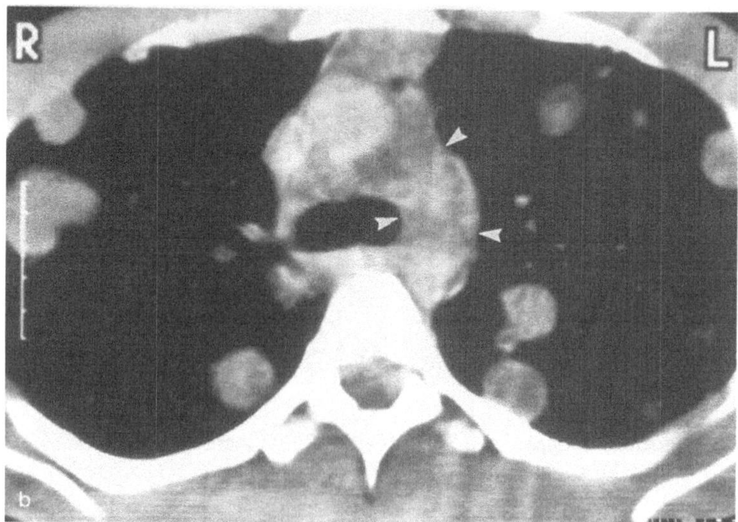

Abb. 55 a, b. 30jähriger Patient mit primärem retroperitonealem Teratokarzinom. **a** Das suprasternale Sonogramm (halbsagittale Schnittführung) zeigt ein echoreich strukturiertes aortopulmonales Fenster (*Pfeile*), das als unauffällig befundet wurde. *AA* Aorta, *AD* Aorta descendens, *P* rechte Pulmonalarterie. **b** In Wirklichkeit ist nach dem computertomographischen Befund das aortopulmonale Fenster vollständig von (sonographisch extrem echoreichem) Tumorgewebe (*Pfeile*) ausgefüllt

Im aortopulmonalen Fenster entgingen selbst 2 ausgedehnte Tumoren (ein Liposarkom, ein Teratokarzinom) von 4,0 und 5,0 cm Durchmesser dem sonographischen Nachweis, da die extrem echoreichen Tumoren die homogene Echotextur von normalem mediastinalen Gewebe perfekt imitierten (s. Abb. 55). Auch ein großes, aber ungewöhnlich echoreiches Hodgkin-Lymphom (2,5 cm Durchmesser) und ein 2 cm großer Lymphknoten eines Patienten mit M. Boeck ging im echoreichen Bindegewebe des aortopulmonalen Fensters unter.

Bei den 2 sonographisch übersehenen prävaskulären Tumoren handelt es sich um ein echoreiches Hodgkin-Lymphom von 1,2 cm und um einen prävaskulären Residualbefund von 2,0 cm nach Bestrahlung eines malignen Thymoms, der sich im weiteren

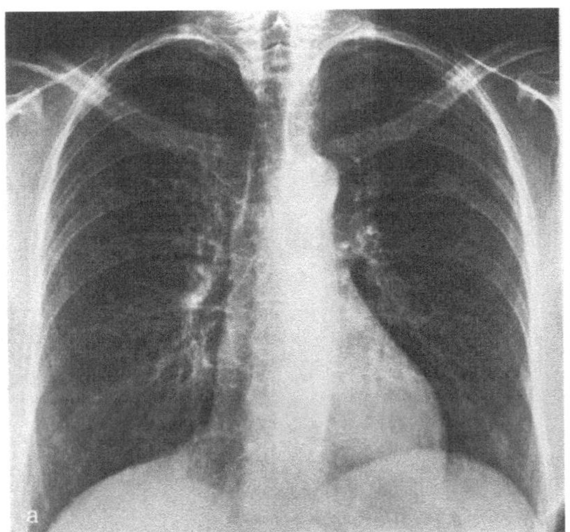

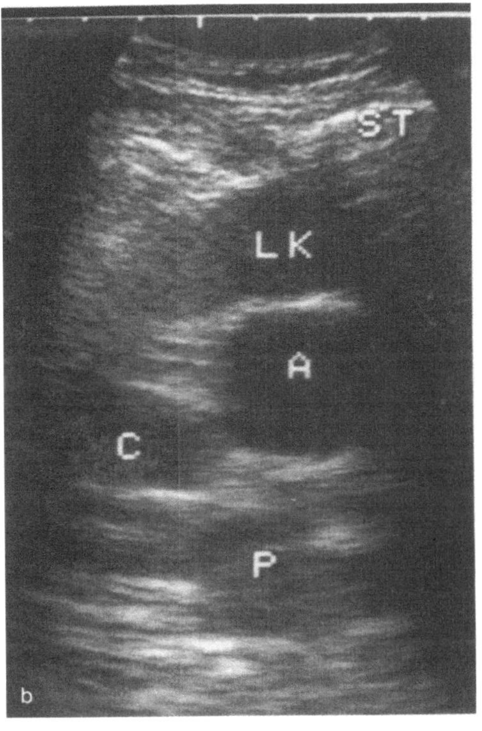

Abb. 56 a–c. 51jährige Patientin mit M. Hodgkin. **a** Unauffälliger röntgenologischer Thoraxbefund. **b** Auf dem Sonogramm (rechtsparasternaler Querschnitt) erkennt man ventral der Aorta ascendens (*A*) einen echoarmen Tumor (*LK*) von 2,3 × 3,0 cm Durchmesser. *ST* Sternum, *C* V. cava, *P* rechte A. pulmonalis. **c** Auch auf dem CT findet sich in gleicher Lokalisation ein prävaskuläres Lymphom mit einer kräftigen homogenen Kontrastmittelanreicherung

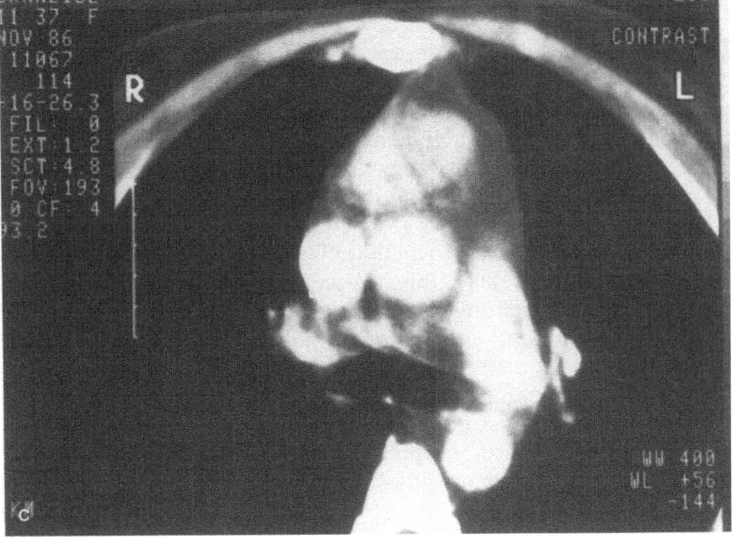

Verlauf weiter zurückbildete und als narbiges Restgewebe eingestuft wurde.

Die 4 sonographisch nicht erfaßten subkarinalen Tumoren hatten in 2 Fällen einen Durchmesser von 5,0 bzw. 4,0 cm (1 Liposarkom, 1 Teratokarzinom) und in 2 Fällen einen Durchmesser von 1,8 bzw. 2,0 cm (1 Hodgkin-, 1 Non-Hodgkin-Lymphom).

Im gesamten Kollektiv wurden nur 2 falsch-positive sonographische Befunde durch Fehlinterpretation von Schallartefakten erhoben (Tabelle 4; Abb. 53).

Röntgenologisch konnten nur 120 (62%) von 195 computertomographisch beschriebenen Tumoren diagnostiziert werden (Tabelle 4). Die röntgenologisch übersehenen

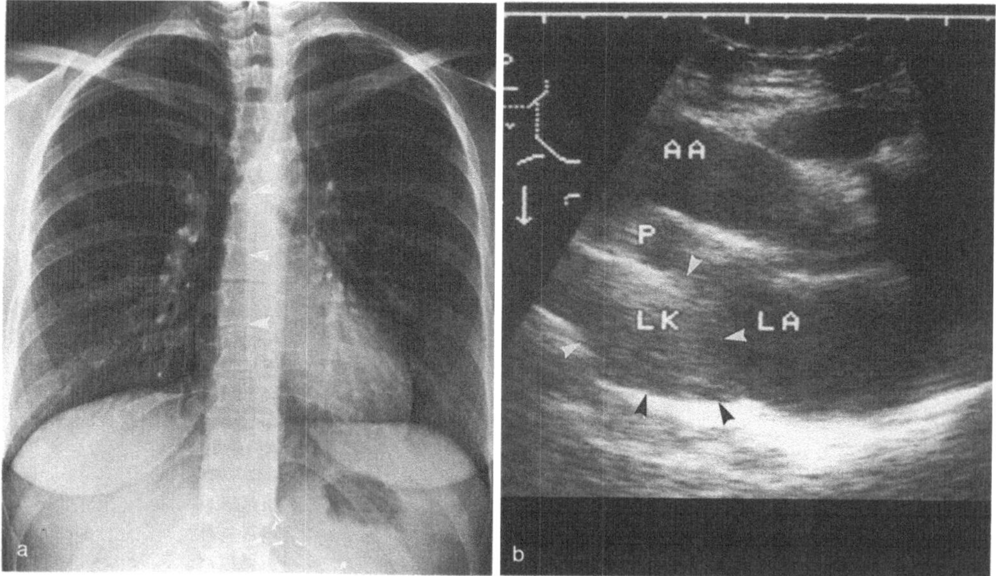

Abb. 57 a, b. 32jährige Patientin mit M. Hodgkin. **a** Unauffälliger röntgenologischer Thoraxbefund, insbesondere unauffällige Darstellung der azygoösophagealen Linie (*Pfeile*) und der Subkarinalregion. **b** Das Sonogramm (linksparasternaler Sagittalschnitt) zeigt jedoch ein großes subkarinales Lymphom (*LK, Pfeile*) mit einem sagittalen Durchmesser von 3 cm. *AA* A. ascendens, *P* rechte Pulmonalarterie, *LA* linker Vorhof

Tumoren hatten einen Durchmesser von 1,0 bis 5,0 cm (Tabelle 5; Abb. 51, 54, 56–59).

Der Anteil diagnostisch nicht verwertbarer sonographischer Untersuchungen des Mediastinums lag in Abhängigkeit von der zu beurteilenden Mediastinalregion zwischen 4 und 15% (s. Tabelle 3). Die häufigsten Ursachen für nicht beurteilbare Untersuchungen waren: 1. das Lungenemphysem, 2. Mediastinalverziehungen durch Operation oder Bestrahlung und 3. ein zu kurzer Hals, der die suprasternale Ankoppelung der Schallsonde behinderte.

Das hintere Mediastinum und die Paravertebralregion sind sonographisch aus anatomischen und untersuchungstechnischen Gründen grundsätzlich nicht einsehbar (Abb. 60). Bei 17 von 88 Patienten des 2. Studienabschnittes wurde computertomographisch ein Tumor im hinteren Mediastinum (Durchmesser: 2–6 cm) und bei 9 Patienten ein paravertebraler Tumor (Durchmesser: 2–6 cm) nachgewiesen. Nur ein Tumor (6%) des hinteren Mediastinums von 4 cm Durchmesser (Abb. 61) und ein paravertebraler Tumor (11%) von 2,5 cm Durchmesser (Neurofibrom) konnten sonographisch diagnostiziert werden (Tabellen 4, 5).

Röntgenologisch wurden nur einer (6%) von 17 Tumoren des hinteren Mediastinums und immerhin 4 (44%) von 9 paravertebralen Tumoren diagnostiziert. Die röntgenologisch übersehenen Tumoren des hinteren Mediastinums hatten einen Durchmesser von 2–6 cm, die röntgenologisch übersehenen paravertebralen Tumoren einen Durchmesser von 2–3 cm (Tabellen 4, 5).

3.3 Diskussion

Das wichtigste Ergebnis dieser Studie ist, daß die Sonographie der Thoraxübersichtsaufnahme in der Beurteilung fast aller Mediastinalregionen diagnostisch überlegen ist (s. Tabellen 4–6). Die diagnostischen Vorteile der Sonographie ließen sich im wesent-

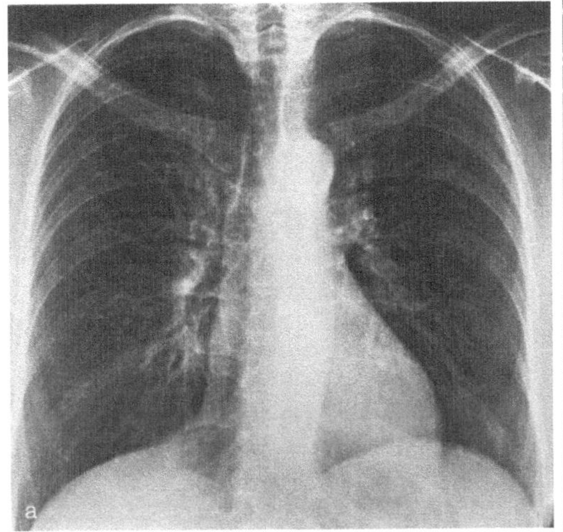

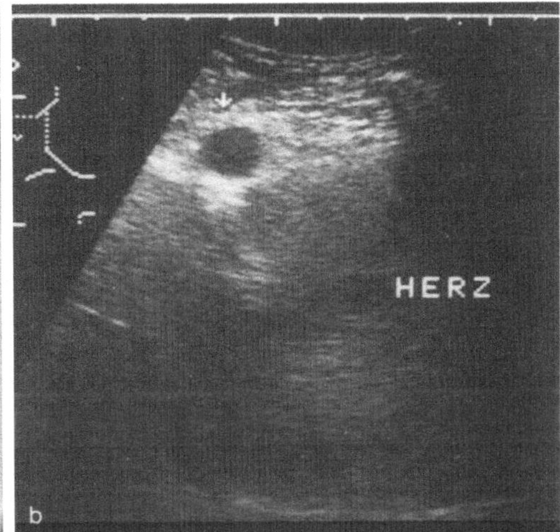

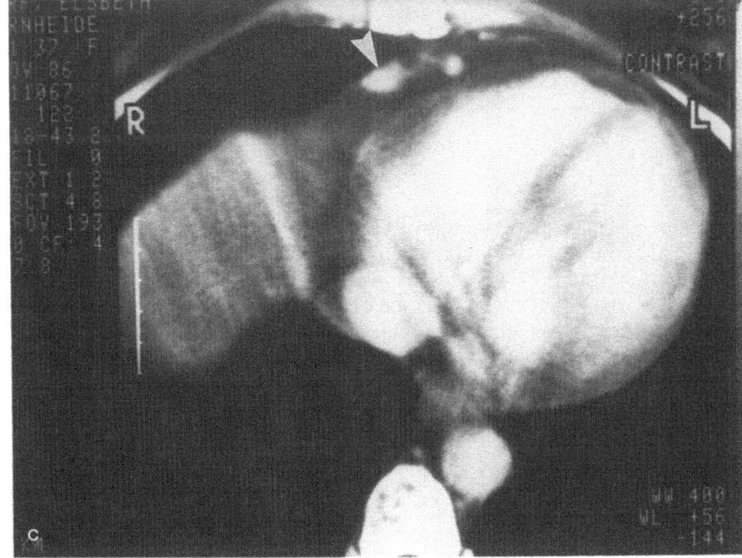

Abb. 58 a–c. 42jährige Patientin mit M. Hodgkin. **a** Unauffälliger röntgenologischer Thoraxbefund. **b** Dieser rechtsparasternale sonographische Querschnitt zeigt ein präkardiales echoarmes Lymphom (*Pfeil*) von 1,3 cm Durchmesser. **c** Auf dem korrespondierenden CT findet sich in gleicher Lokalisation eine stark kontrastierte noduläre Läsion (*Pfeil*), die dem sonographisch beschriebenen Lymphom entspricht. Unmittelbar daneben ist eine weitere kleinere noduläre Struktur unklarer Ätiologie (kleines Lymphom?, Gefäß?) erkennbar.

lichen auf die direkte tomographische Darstellung auch kleinerer, zentral gelegener Mediastinaltumoren zurückführen, die der Röntgendiagnostik wegen fehlender Konturänderungen der pleuromediastinalen Linien häufig entgehen (Müller et al. 1985a, b; Sussman et al. 1987; Jolles et al. 1986; Castellino 1986).

Selbst größere Tumoren von bis zu 5 cm Durchmesser können bei einer ungünstigen zentralen Lokalisation röntgenologisch übersehen werden (Jolles et al. 1986). Die diagnostischen Vorteile der Sonographie machten sich insbesondere in den Mediastinalregionen bemerkbar, die röntgenologisch besonders schwierig zu beurteilen sind. An diesen Schwachstellen der konventionellen Röntgendiagnostik – der Supraaortalregion, der Prävaskularregion, der Perikardialregion und Subkarinalregion – differierte die Sensitivität der sonographischen und röntgenologischen Diagnostik um 31–46% (Tabelle 6).

Das hintere Mediastinum entzog sich der sonographischen Diagnostik in gleicher Weise wie der röntgenologischen Diagnostik

Tabelle 6. Sensitivität und Spezifität der Sonographie (*US*) und konventionellen Röntgendiagnostik (*RÖ*) in bezug auf das Referenzverfahren CT

Mediastinalregion	US		RÖ		Prävalenz[a]
	Sensitivität [%]	Spezifität [%]	Sensitivität [%]	Spezifität [%]	[%]
1. Supraaortalregion	98	100	67	94	33
2. Paratrachealregion	89	99	69	89	37
3. AP-Fenster	81	99	62	95	13
4. Prävaskularregion	92	100	46	93	32
5. Subkarinalregion	69	100	31	100	21
6. Perikardialregion	100	100	67	100	14
7. Hinteres Mediastinum	6	100	6	100	19
8. Paravertebralregion	11	100	44	100	10
Gesamt (Region 1–6)	90	99,6	62	94	74
Gesamt (Region 1–8)	81	99,7	57	96	74

[a] Inzidenz der Tumoren in den verschiedenen Regionen

Abb. 59 a–c. 21jähriger Patient mit klinischer Verdachtsdiagnose einer dilatativen Kardiomyopathie. **a** Die Thoraxübersichtsaufnahme zeigt eine konzentrische Herzvergrößerung. Die noduläre paratracheale Verschattung (*Pfeil*) wurde zunächst als erweiterte V. azygos gewertet. **b** Auf dem Sonogramm (linksparasternaler Querschnitt) ist das Herz einschließlich der großen Gefäße zirkulär von extrem echoreichem Tumorgewebe (*Pfeile*) umgeben. *TR* Truncus pulmonalis, *AA* Aorta ascendens, *LA* linker Vorhof. **c** Der entsprechende computertomographische Schnitt bestätigt die Diagnose eines perikardialen Tumors (endgültige Histologie: Non-Hodgkin-Lymphom)

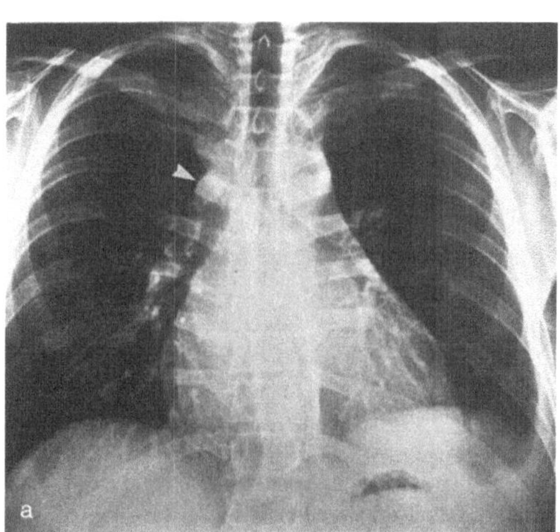

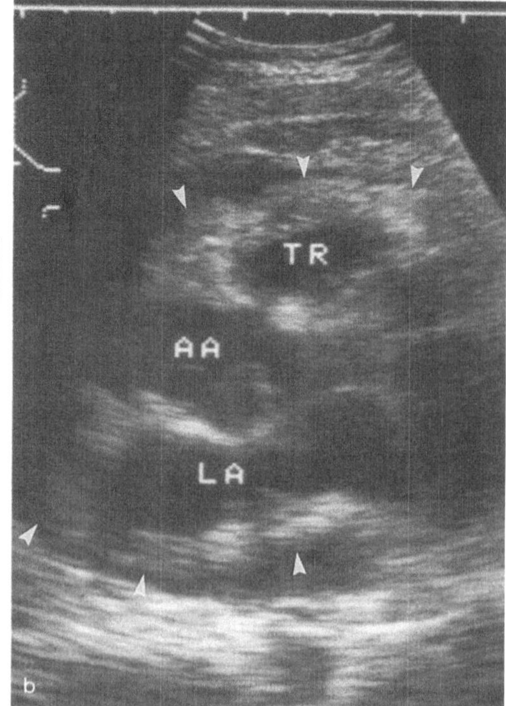

Abb, 59 c

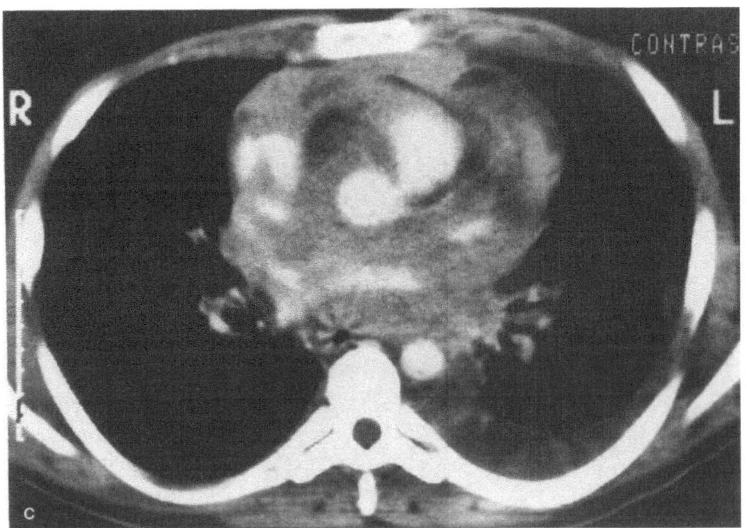

(Sensitivität: 6%). Lediglich in der Beurteilung der Paravertebralregion war die Röntgendiagnostik der Sonographie diagnostisch überlegen (Sensitivität: 44 vs. 11%).

Die Sensitivität der sonographischen Diagnostik differierte in Abhängigkeit von dem Schwierigkeitsgrad der zu beurteilenden Mediastinalregion zwischen 69 und 100%.

Die sonographische Beurteilbarkeit einer Mediastinalregion hängt im wesentlichen von 2 Faktoren ab:

1. von der Größe und Form des jeweiligen, von der Anatomie vorgegebenen Schallfensters und
2. von der Länge der zu überwindenden Schalldistanz.

Abb. 60 a, b. 62jähriger Patient mit Ösophaguskarzinom. **a** Das suprasternale Sonogramm (Querschnitt) zeigt einen echoarmen Ösophagustumor (*OE, Pfeile*) mit zentralen intensiven Schleimhautreflexen und einer ventral gelegenen echoarmen Lymphknotenmetastase (*LK, Pfeile*). *TR* Trachea mit distalem Schallschatten. **b** Das korrespondierende CT zeigt den Ösophagustumor mit einem retrotrachealen Tumoranteil, der sonographisch wegen der vorgelagerten Trachea nicht dargestellt werden konnte

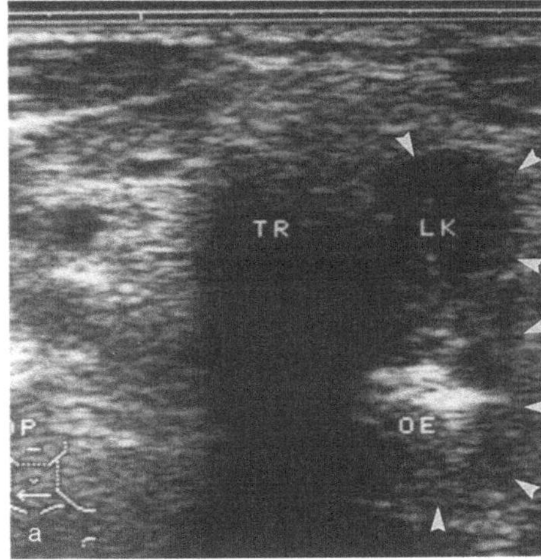

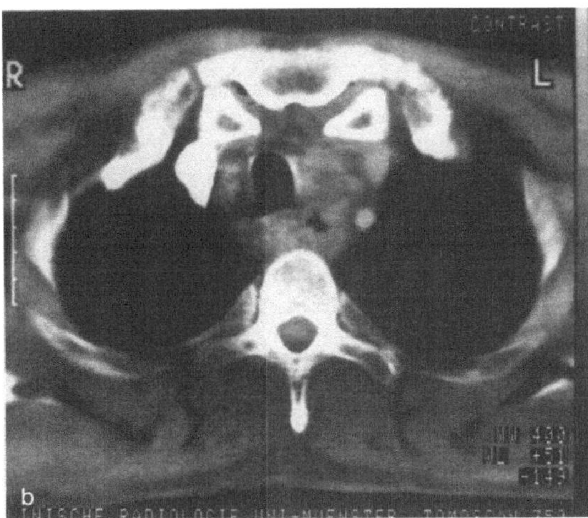

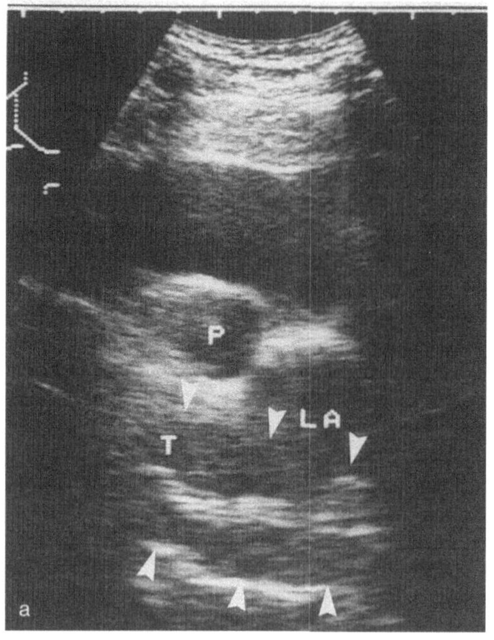

In der Beurteilung der Supraaortalregion und Perikardialregion ist die Sonographie mit einer Sensitivität von 98 und 100% praktisch genau so zuverlässig wie die Computertomographie. Die Supraaortalregion ist wegen des relativ breiten suprasternalen Schallfensters und der kurzen Schalldistanz sonographisch hervorragend beurteilbar. In dieser gefäßreichen Region macht sich die Stärke der Sonographie – die variable Schnittführung und die recht zuverlässige Differenzierung zwischen Gefäßen und kleineren soliden Tumoren – besonders vorteilhaft bemerkbar. Auch die guten Ergebnisse in der Perikardialregion lassen sich auf die optimalen sonographischen Untersuchungsbedingungen, auf das breite parasternale Schallfenster und auf die kurze Schalldistanz zurückführen.

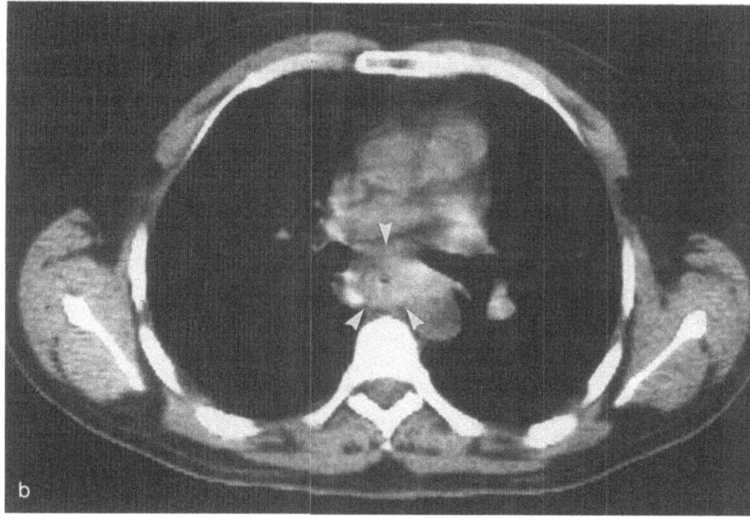

Abb. 61 a, b. 25jähriger Patient mit Ösophaguskarzinom. **a** Das Sonogramm (rechtsparasternaler Sagittalschnitt) zeigt einen dorsal des linken Vorhofs (*LA*) im hinteren Mediastinum gelegenen Tumor (*T*), dessen dorsale und ventrale Begrenzung mit *Pfeilen* markiert ist. Innerhalb des Ösophagustumors ist die Schleimhaut als helles Reflexband erkennbar. *P* rechte A. pulmonalis. **b** CT des Ösophagustumors (Pfeile)

In der Prävaskular- und Paratrachealregion ist die Sonographie mit einer Sensitivität von 92 und 89% der Computertomographie nur gering unterlegen.

In der Beurteilung des aortopulmonalen Fensters und der Subkarinalregion ist die Sonographie mit einer Sensitivität von 81 und 69% der Computertomographie deutlich unterlegen. Die ungünstigeren Ergebnisse lassen sich auf die zentralere Lage der beiden Regionen und auf die in Relation zu den größeren Schalldistanzen relativ engen supra- und parasternalen Schallfenster zurückführen. Die sonographische Beurteilung der Subkarinalregion wird außerdem durch die kompliziertere Anatomie erschwert (Wernecke et al. 1988).

Die meisten sonographischen Fehldiagnosen ließen sich auch in diesen beiden Regionen nicht auf eine ungünstige, sonographisch nicht einsehbare Tumorlokalisation, sondern auf unzureichende Kontrastunterschiede zwischen Tumor und umgebendem Bindegewebe zurückführen. Da aus schallphysikalischen Gründen Differenzen der Echostruktur mit zunehmender Schalldistanz nivelliert werden, sind für die sonographische Abgrenzung von Tumoren in tiefer gelegenen Körperregionen größere Unterschiede der Echostruktur erforderlich als für die Darstellung oberflächlich gelegener Läsionen. Unter Berücksichtigung dieser Umstände wird es verständlich, warum die sonographische Sensitivität in den tiefer gelegenen Mediastinalregionen (aortopulmonales Fenster, Subkarinalregion) wesentlich ungünstiger ausfällt als in den schallkopfnahen, oberflächlich gelegenen Mediastinalregionen (Supraaortalregion, Prävaskularregion, Perikardialregion).

Aufgrund dieser Einschränkungen erscheint es wichtig, in der Subkarinalregion auf sekundäre Zeichen einer Raumforderung zu achten. Eine ovaläre Deformierung der rechten Pulmonalarterie oder eine Pelottierung der Gefäßhinterwand sollte als ein Hinweis auf eine subkarinale Raumforderung gewertet werden. Bei der retrospektiven Analyse konnte bei 2 von 5 sonographisch übersehenen subkarinalen Tumoren eine Pelottierung der rechten Pulmonalarterie nachgewiesen werden.

Hervorzuheben ist die hohe Spezifität der Sonographie (98–100%) in allen untersuchten Mediastinalregionen. Im gesamten Kollektiv wurden nur 2 falsch-positive sonographische Befunde durch Fehlinterpretation von Schallartefakten erhoben (s. Tabelle 4 und Abb. 53).

Wie in zahlreichen anderen Studien (Müller et al. 1985a, b; Sussman et al. 1987; Jolles et al. 1986; Castellino et al. 1986) war auch in unserem Patientenkollektiv die histologische Überprüfung der mediastinalen Befunde nur partiell (50%) zu verwirklichen. Somit beziehen sich die in unserer Studie ermittelten Sensitivitätswerte der Sonographie z. T. lediglich auf das Referenzverfahren CT, das zwar exakte morphologische, jedoch keine histologischen Befunde liefern kann. Der rein morphologische Vergleich der beiden Verfahren ist jedoch insofern problematisch, da die computertomographischen und sonographischen Bewertungskriterien der mediastinalen Lymphadenopathie auf unterschiedlichen Prinzipien beruhen.

Das einzige computertomographische Unterscheidungskriterium zwischen normalen und krankhaft veränderten Lymphknoten ist die Lymphknotengröße. Die Lymphknotengröße allein ist jedoch kein ausreichend zuverlässiges Unterscheidungskriterium, da operativ kontrollierte Studien keine eindeutige Korrelation zwischen der Lymphknotengröße und einer neoplastischen Lymphknoteninfiltration nachweisen konnten (Libshitz 1983; Brion et al. 1985; McKenna et al. 1985; Epstein et al. 1986).

Im Gegensatz zur Computertomographie lassen sich nach allgemein anerkannten empirischen Erfahrungswerten normale Lymphknoten in tieferen Körperregionen mit üblichen Schallsonden (3,5 MHz) sonographisch nicht darstellen, da sich das Binnenreflexmuster von gesundem Lymphdrüsengewebe nicht vom Reflexmuster des umgebenden Fett- und Bindegewebes unterscheidet (Heckemann 1983; Beyer et al. 1983). Abdominelle und mediastinale Lymphknoten werden sonographisch erst dann sichtbar, wenn sich ihr Reflexverhalten durch akut entzündliche oder neoplastische Infiltrate ändert. Die sonographische Darstellbarkeit eines Lymphknotens wird somit weniger von seiner Größe, sondern in erster Linie von durch zelluläre Infiltrate und/oder Ödem hervorgerufenen Veränderungen des Reflexverhaltens bestimmt (Heckemann 1983; Beyer et al. 1983; Brockmann et al. 1985).

Anhand des qualitativen Kriteriums der Echodichte kann die Sonographie offensichtlich recht zuverlässig entzündlich oder neoplastisch veränderte Lymphknoten identifizieren.

Es ist durchaus vorstellbar, daß die in dieser Studie in bezug auf das Referenzverfahren CT ermittelte Sensitivität der Sonographie in einem streng histologisch überprüften Patientenkollektiv günstiger ausfallen könnte. Möglicherweise waren in unserer Studie einzelne computertomographisch als pathologisch eingestufte mediastinale Lymphknoten, die sich sonographisch nicht darstellen ließen, nur unspezifisch vergrößert. Außerdem wurden in unserer Studie auch Patienten mit Lymphomerkrankungen untersucht, die bereits eine Strahlen- oder Chemotherapie erhalten hatten (s. Tabelle 2). Das Reflexmuster von neoplastisch infiltrierten Lymphknoten normalisiert sich bekanntlich bei einem guten therapeuti-

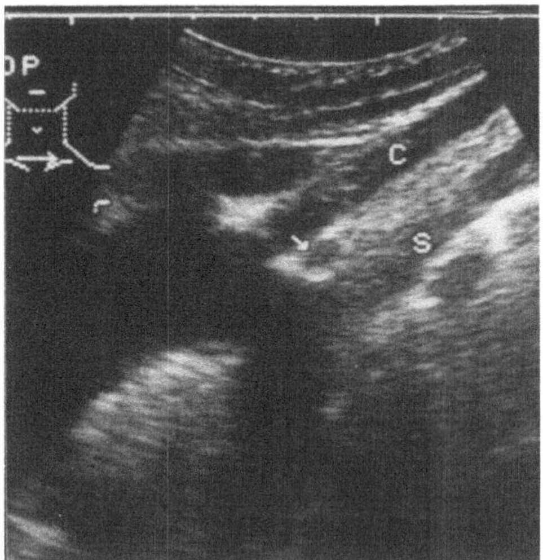

Abb. 62. Dieses suprasternale Sonogramm (halbsagittale Schnittführung) zeigt ein kleines, zwischen A. carotis (*C*) und A. subclavia (*S*) gelegenes Hodgkin-Lymphom (*Pfeil*) von 0,6 cm Durchmesser

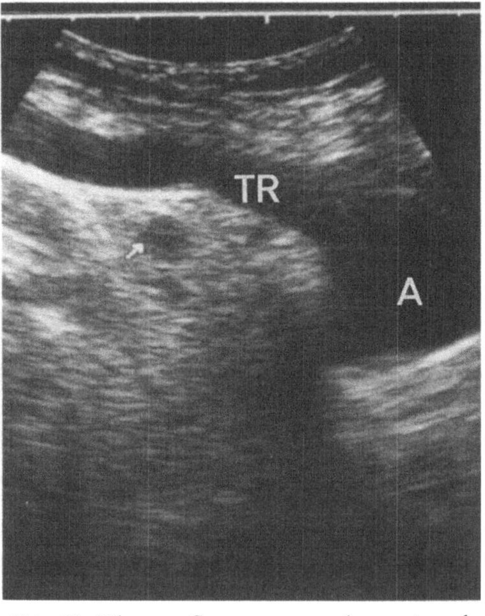

Abb. 63. Dieses Sonogramm (suprasternaler halbsagittaler Schnitt) zeigt ein kleines echoarmes paratracheales Hodgkin-Lymphom (*Pfeil*) von 0,8 cm Durchmesser. *TR* Truncus brachiocephalicus, *A* Aortenbogen

schen Ansprechen relativ schnell, so daß sich derartige antherapierte Lymphknoten, auch wenn sie computertomographisch noch vergrößert sind, sonographisch nicht mehr abgrenzen lassen. Es ist denkbar, daß einige sonographische und computertomographische Befunddiskrepanzen auf dieses Phänomen zurückzuführen sind.

Bei 9 Patienten mit M. Hodgkin wurden sonographisch echoarme mediastinale Lymphome von weniger als 1 cm Durchmesser diagnostiziert (Abb. 62–64), die sich unter sorgfältig dokumentierten Verlaufskontrollen während der Therapie vollständig zurückbildeten (aus methodischen Gründen wurden diese Befunde in der vergleichenden Studie nicht berücksichtigt). Obwohl uns der endgültige histologische Beweis fehlt, ist somit die Sonographie offensichtlich in der Lage, anhand des qualitativen Kriteriums der Echodichte neoplastische Infiltrate in nicht vergrößerten mediastinalen Lymphknoten nachzuweisen.

Eine wesentliche Limitation der Sonographie ist, daß das Mediastinum nicht bei allen Patienten gleich gut sonographisch beurteilt werden kann. In unserem Kollektiv waren die 6 beschriebenen Mediastinalregionen in 4–15% wegen Luftüberlagerung (z. B. Lungenemphysem) sonographisch nicht einsehbar.

Nach den Ergebnissen dieser Studie nimmt die Sonographie eine diagnostische Mittelstellung zwischen der konventionellen Thoraxübersichtsaufnahme und den aufwendigen und kostspieligen Schnittbildverfahren CT und MR ein.

Wegen der direkten tomographischen Darstellung des Mediastinalinhaltes ist die Sonographie der Röntgendiagnostik grundsätzlich überlegen, und sie ist in der Beurteilung einzelner Mediastinalregionen – der Supraaortal-, der Perikardial-, der Prävaskular- und der Paratrachealregion – so sensitiv (Sensitivität: 98–100%), daß sie die Computertomographie partiell ersetzen kann. Dies gilt insbesondere für die Länder, in denen die Kapazität der computertomographischen Untersuchungen begrenzt ist.

Bei der sonographischen Untersuchung des Mediastinums muß einem stets bewußt sein, daß die Sonographie zwar große Antei-

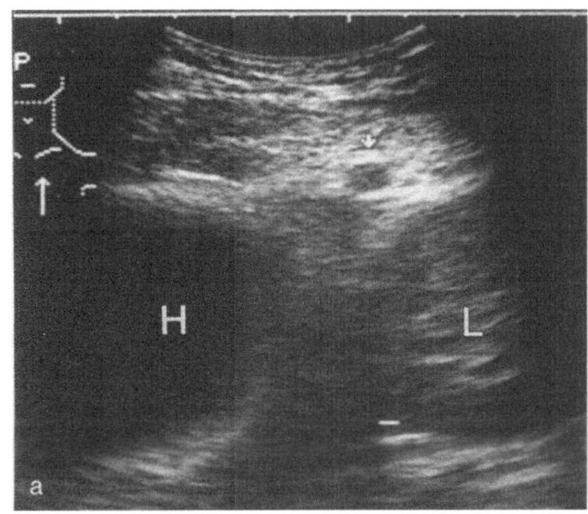

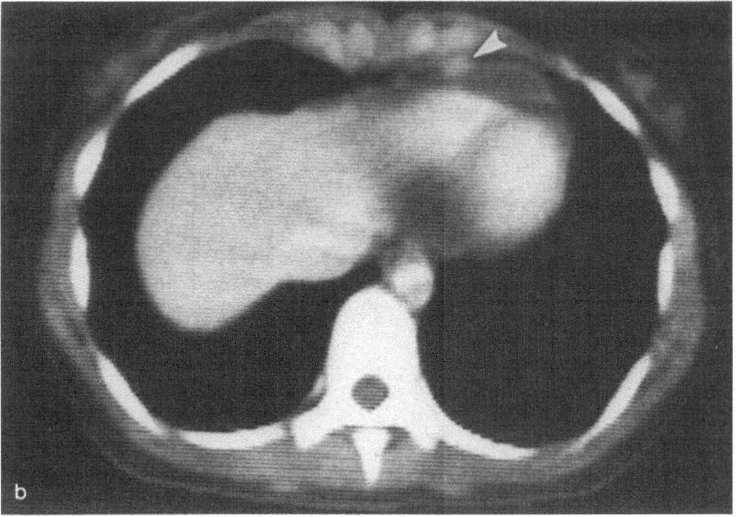

Abb. 64 a, b. 21jährige Patientin mit M. Hodgkin. **a** Das Sonogramm (linksparasternaler Sagittalschnitt) zeigt ventral der Herzspitze ein kleines Hodgkin-Lymphom (*Pfeil*) von 0,7 cm Durchmesser. *H* Herz, *L* linker Leberlappen. **b** Dieser diskrete Befund läßt sich retrospektiv auch auf dem entsprechenden CT-Schnitt (*Pfeil*) verifizieren

le des Mediastinums, aber nicht – wie die Computertomographie – das gesamte Mediastinum erfassen kann und daß sie deshalb eine mediastinale Tumormanifestation, insbesondere eine Beteiligung des hinteren Mediastinums, nicht ausschließen kann. Darüber hinaus liefert die Computertomographie zusätzliche Information über evtl. bestehende pathologische Veränderungen im Lungenhilus, im Lungenparenchym und in den benachbarten ossären Strukturen. Aufgrund dieser Vorteile besitzt die Computertomographie eine unanfechtbare diagnostische Spitzenposition. In der Abklärung von mediastinalen Erkrankungen kann die Sonographie jedoch eine den praktischen Ablauf erleichternde diagnostische Schlüsselfunktion übernehmen. Röntgenologisch unklare Befunde in sonographisch gut beurteilbaren Mediastinalregionen (z. B. ein grenzwertig verbreiterter paratrachealer Streifen oder eine unklare Verschattung des Retrosternalraumes) können mit einem relativ geringen zeitlichen und finanziellen Aufwand sonographisch abgeklärt werden.

Eine wesentliche Indikation der mediastinalen Sonographie sehen wir deshalb in der Abklärung von unklaren oder fraglichen röntgenologischen Mediastinalbefunden sowie in der exakten Bestimmung der Lage, Größe, Konsistenz und Morphologie von röntgenologisch nachgewiesenen Raumforderungen.

Auf eine weitere wichtige Anwendung der Sonographie – der Verlaufsbeurteilung von mediastinalen Tumoren unter Therapie – werden wir in Kapitel 4 eingehen.

4 Wertigkeit der mediastinalen Sonographie in der Therapiekontrolle von mediastinalen Lymphomen. Korrelation zu computertomographischen, röntgenologischen und klinischen Befunden

Das Response-Monitoring von mediastinalen Lymphomen und die weitere Nachsorge erfolgte bisher nahezu ausschließlich durch konventionelle Thoraxübersichtsaufnahmen, während die Computertomographie und Kernspintomographie aus Kapazitäts- und Kostengründen nur in Einzelfällen bei unklaren röntgenologischen Befunden oder bei einem klinischen Verdacht auf eine unvollständige Lymphomrückbildung oder auf ein Lymphomrezidiv eingesetzt wurden (Castellino 1986; Webb 1989). Erst in letzter Zeit wird die Frage diskutiert, ob nach Abschluß der Therapie nicht grundsätzlich ein CT oder MR als Ausgangsbefund für weitere Verlaufskontrollen angefertigt werden sollte (Castellino 1986; Webb 1989; Nyman et al. 1989).

Mit dem diagnostischen Einsatz der Sonographie im Mediastinum verfügen wir über ein breitbasig einsetzbares, nichtinvasives und kostengünstiges Schnittbildverfahren, das im Nachweis von mediastinalen Lymphomen eine wesentlich höhere Sensitivität besitzt als die Röntgendiagnostik und das – in klar definierten Grenzen – somit einige wesentliche Aufgaben der kostspieligen und aufwendigen Schnittbildverfahren CT und MR übernehmen kann.

In dieser retrospektiven Studie an 40 Patienten mit Hodgkin- und Non-Hodgkin-Lymphomen soll die Wertigkeit der mediastinalen Sonographie in der Verlaufsbeurteilung von mediastinalen Lymphomen unter Therapie untersucht und mit den diagnostischen Aussagen der Computertomographie und der konventionellen Röntgendiagnostik verglichen werden.

4.1 Sonographische Verhaltensmuster von mediastinalen Lymphomen unter Therapie

Im 1. Teil dieser Studie soll zunächst das sonographische Verhaltensmuster von mediastinalen Lymphomen unter Strahlen- und/oder Chemotherapie untersucht werden.

4.1.1 Patienten und Methoden

In diese retrospektive Studie wurden alle Patienten mit mediastinalen Hodgkin- und Non-Hodgkin-Lymphomen einbezogen, bei denen zwischen September 1984 und Juni 1988 eine sonographische Verlaufskontrolle unter Strahlen- und/oder Chemotherapie durchgeführt wurde. Es wurden nur Patienten mit einem sonographischen Ausgangsbefund vor Therapie und mindestens einer weiteren sonographischen Kontrolle nach Abschluß der Therapie berücksichtigt. Außerdem wurde zumindest die computertomographische Dokumentation des Ausgangsbefundes und eine lückenlose röntgenologische Verlaufskontrolle gefordert.

Das nach diesen Kriterien ausgewählte Patientenkollektiv umfaßte 40 Patienten (29 Hodgkin-, 11 Non-Hodgkin-Lymphome). Das Alter der Patienten (22 Frauen, 18 Männer) lag zwischen 14 und 63 Jahren (Durchschnitt: 33 Jahre). Die histologische Sicherung der Diagnose erfolgte bei 36 Patienten durch Exstirpation eines peripheren Lymphknotens und bei 4 Patienten mit einer isolierten Beteiligung des Mediastinums durch eine Thorakotomie (n = 2) oder durch eine perkutane Biopsie (n = 2). 9 Patienten mit M. Hodgkin wurden allein strahlentherapeutisch, 12 Patienten (3 Hodgkin-, 9 Non-Hodgkin-Lymphome) allein chemotherapeutisch und 17 Patienten (15 Hodgkin-, 2 Non-Hodgkin-Lymphome) kombiniert strahlen- und chemotherapeutisch behandelt.

Pro Patient wurden 2 bis maximal 15 sonographische Untersuchungen (Durchschnitt: 4 Untersuchungen) durchgeführt. Der sonographisch dokumentierte Beobachtungszeitraum lag zwischen 8 Monaten und 4 Jahren (Durchschnitt: 20 Monate). Bei 14 Patienten war der Verlauf durch 2 und bei 17 Patienten durch 3 bis maximal 7 computertomographische Untersuchungen dokumentiert. Nur bei 9 Patienten lag lediglich ein CT des Ausgangsbefundes vor. In allen Fällen waren ausführliche röntgenologische Verlaufskontrollen verfügbar. Insgesamt wurden 194 sonographische, 142 computertomographische Untersuchungen und 231 Thoraxübersichtsaufnahmen in 2 Ebenen ausgewertet.

Aufgrund des klinischen und durch computertomographische bzw. röntgenologische Verlaufskontrollen dokumentierten Verlaufs wurde das Patientenkollektiv in 3 Untergruppen unterteilt:

Gruppe 1 (n = 30): Patienten mit Vollremission (23 M. Hodgkin, 7 Non-Hodgkin-Lymphome);

Gruppe 2 (n = 5): Patienten mit inkompletter Remission (1 M. Hodgkin, 4 Non-Hodgkin-Lymphome);

Gruppe 3 (n = 5): Patienten mit Lymphom-Rezidiv (3 M. Hodgkin, 2 Non-Hodgkin-Lymphome).

Bei allen Patienten der Gruppe 1 war die Vollremission durch klinische und radiologische Verlaufskontrollen über einen Zeitraum von 12–38 Monaten (Durchschnitt: 26 Monate) nach Abschluß der Therapie dokumentiert. Alle Patienten mit einer inkompletten Remission (Gruppe 2) verstarben an der erneuten, therapeutisch nicht beherrschbaren Tumorprogression. 3 von 5 Patienten mit einem Lymphomrezidiv (Gruppe 3) konnten erfolgreich behandelt werden, während 2 Patienten an ihrem Rezidiv verstarben.

4.1.2 Untersuchungstechnik

Die sonographische, computertomographische und röntgenologische Untersuchungstechnik wurde bereits ausführlich in Kapitel 1 und 3 beschrieben. Alle Patienten wurden von suprasternal sonographiert, während die parasternale Untersuchung des Mediastinums nur bei einem Teil der Patienten (alle Untersuchungen seit September 1986) erfolgte.

4.1.3 Bildanalyse und Beurteilung der therapeutischen Ansprechrate

Bei der Erhebung des computertomographischen Ausgangsbefundes vor Therapie wurden die von Glazer GM et al. (1985) bearbeiteten Grenzwerte normaler mediastinaler Lymphknoten berücksichtigt. Jeder Lymphknoten mit einem kleinsten Durchmesser von mehr als 1,0 cm wurde als pathologisch gewertet. In der weiteren Verlaufskontrolle unter Therapie wurde die vollständige Auflösung oder die Rückbildung eines mediastinalen Lymphoms auf einen Durchmesser von weniger als 1,0 cm als Vollremission gewertet.

Nach der Behandlung von ausgedehnten mediastinalen Tumoren blieb in Einzelfällen ein computertomographisch nachweisbarer Restbefund von mehr als 1 cm Durchmesser zurück. Derartige Restbefunde wurden zunächst als „fragliche Remission" eingestuft und grundsätzlich durch weitere CT-Untersuchungen kontrolliert. Zeigten die Kontrolluntersuchungen eine weitere Schrumpfung des Restbefundes oder eine konstante Größe über einen Zeitraum von mindestens einem Jahr, so wurde der Befund als „residuales Narbengewebe" eingestuft.

Die computertomographischen Kriterien einer „Teilremission" waren erfüllt, wenn sich ein Tumor unter Therapie nur unvollständig zurückbildete (Resttumor von mehr als 1 cm Durchmesser) und wenn weitere Verlaufskontrollen trotz fortgesetzter Therapie eine erneute Größenzunahme des Resttumors zeigten.

Die Diagnose eines Tumorrezidivs wurde gestellt, wenn nach eindeutiger Vollremission von mindestens 6 Monaten computertomographisch wieder ein erneutes mediastinales Tumorwachstum nachzuweisen war.

Bei der Primärmanifestation von Hodgkin- und Non-Hodgkin-Lymphomen ist die Thymusdrüse nach älteren pathohistologischen Studien mit etwa 50% relativ häufig betroffen (Keller u. Castleman 1974). Die Diagnose einer lymphatischen Thymusinfiltration wurde nach CT-morphologischen Kriterien dann gestellt, wenn eine prätherapeutisch nachweisbare Raumforderung in der Thymusloge nach Rückbildung unter Therapie eine typische dreieckförmige Thymuskonfiguration annahm. Eine vollständige Rückbildung der lymphatischen Thymusinfiltration wurde angenommen, wenn der nach Therapie zurückbleibende Restthymus die von Francis et al. (1985) erarbeiteten Grenzwerte nicht überschritt oder wenn weitere Verlaufskontrollen eine konstante oder weiter abnehmende Größe des Thymus dokumentierten. Bei 20- bis 40jährigen Patienten wurde die obere Normgrenze von computertomographisch nachweisbarem residualem Thymusgewebe auf einen sagittalen Durchmesser von 2,5 cm festgelegt (Francis et al. 1985).

Bei der Erhebung des sonographischen Ausgangsbefundes wurde jede vom mediastinalen Fett- und Bindegewebe sonographisch abgrenzbare noduläre Formation – unabhängig von ihrer Größe – als Lymphom gewertet. Außerdem wurden die mediastinalen Lymphome nach ihrem internen Reflexmuster in echoarme, echogene und echoreiche Lymphome klassifiziert (*echoarme Lymphome*: Lymphome mit einer echoarmen Textur, die sich deutlich von der echoreichen Struktur des umgebenden Fett- und Bindegewebes unterscheidet; *echogene Lymphome*: Lymphome mit einem kräftigen internen Echobesatz, der sich jedoch noch gut von der Echostruktur des umgebenden Bindegewebes unterscheidet; *echoreiche Lymphome*: Lymphome mit einem sehr intensiven Reflexmuster, das sich nur noch gering von der Echostruktur des umgebenden Bindegewebes unterscheidet).

Nach der Erhebung des sonographischen Ausgangsbefundes wurde nach gleichen Kriterien der sonographische Befund nach Abschluß der Therapie analysiert. Die nach Therapie in Einzelfällen verbliebenen Restbefunde wurden bezüglich der Größe und Echogenität mit dem Ausgangsbefund verglichen und durch weitere Verlaufsuntersuchungen kontrolliert.

Die Analyse des sonographischen Verhaltensmusters von mediastinalen Lymphomen unter Therapie orientierte sich an dem durch computertomographische und röntgenologische Verlaufsuntersuchungen streng definierten 3 Patientengruppen. Die sonographischen Kriterien für eine Vollremission wurden durch die Analyse der sonographischen Verlaufsuntersuchungen der Gruppe 1, die sonographischen Kriterien für eine inkomplette Remission und für das Rezidiv durch Analyse der Verlaufsuntersuchungen der Gruppe 2 und 3 erarbeitet. Außerdem wurden sonographische Kriterien für eine lymphatische Infiltration des Thymus erstellt und das sonographische Verhaltensmuster der befallenen Thymusdrüsen unter der Therapie untersucht.

4.1.4 Ergebnisse

Sonographisches Verhaltensmuster von mediastinalen Lymphomen bei einer Vollremission

Das sonographische Verhaltensmuster von mediastinalen Lymphomen bei einer Vollremission wurde durch eine genaue Analyse der Verlaufsuntersuchungen der Gruppe 1 (n = 30) ermittelt. Bei allen Patienten wurden bei der initialen sonographischen Untersuchung multiple Lymphome von 1–8 cm Durchmesser in mehreren Mediastinalregionen nachgewiesen. In 18 Fällen waren die mediastinalen Lymphome echoarm, in 6 Fällen echogen und in 6 Fällen echoreich strukturiert. Nach Abschluß der Therapie waren bei allen 30 Patienten die prätherapeutisch beschriebenen multiplen mediastinalen Lymphome sonographisch nicht mehr nachweisbar (Abb. 65). Bei 10 Patienten mit in kürzeren Zeitabständen durchgeführten sonographischen Verlaufskontrollen konnte die zeitliche Änderung der Echogenität und Größe von mediastinalen Lymphomen während der Therapie genauer untersucht werden. In allen 10 Fällen war bereits zur Therapiehalbzeit eine erhebliche Verkleinerung der Lymphome nachzuweisen. Kleinere Lymphome bis 2 cm Durchmesser waren zu diesem Zeitpunkt bereits sonographisch nicht mehr abgrenzbar. Der Querdurchmesser von größeren Lymphomen hat-

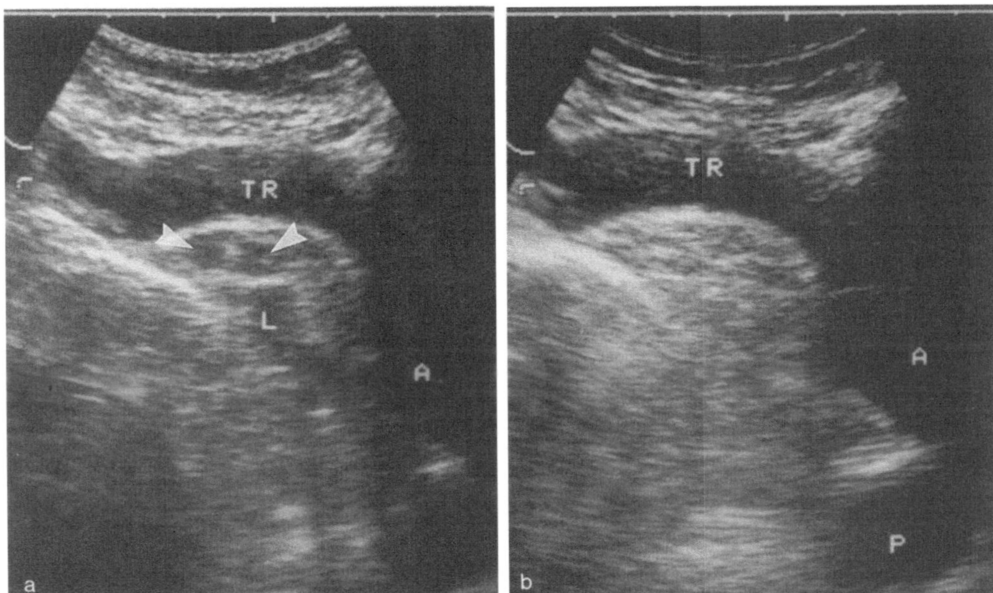

Abb. 65 a, b. Sonographisches Bild einer vollständigen mediastinalen Lymphomremission. **a** Das suprasternale Sonogramm zeigt in der rechten Paratrachealregion multiple echoarme Hodgkin-Lymphome (*L, Pfeile*) bis 1,5 cm Durchmesser. **b** Nach Abschluß der Strahlentherapie sind die paratrachealen Lymphome nicht mehr nachweisbar. *TR* Truncus brachiocephalicus, *A* Aorta, *P* rechte Pulmonalarterie

Abb. 66 a, b. Sonographische Verlaufskontrolle eines Hodgkin-Lymphoms unter der Therapie. **a** Auf dem suprasternalen Sonogramm erkennt man ein zwischen der A. subclavia (*S*) und linker V. brachiocephalica (*V*) gelegenes echoarmes Lymphom (*L*) von 0,9 × 1,2 cm. *A* Aortenbogen. **b** Nach einer Strahlendosis von 20 Gy sind eine deutliche Größenabnahme und Konturunschärfe des Lymphoms (*Pfeil*) erkennbar

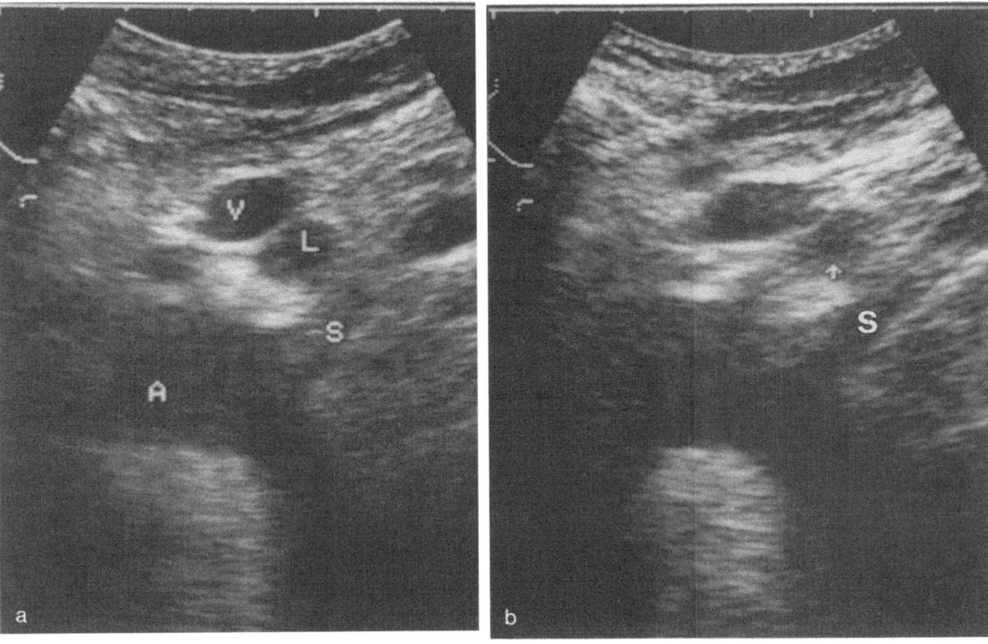

te sich bereits um 30–60% gegenüber der Ausgangsgröße reduziert. Die Echogenität der Lymphknoten nahm unter der Therapie stetig zu, bis sich das Reflexmuster der Lymphknoten nicht mehr von der Echostruktur des umgebenden Fett- und Bindegewebes unterscheiden ließ. Mit dem Anstieg der Echodichte war auch eine zunehmende Unschärfe der anfangs klar definierten Randkonturen der mediastinalen Lymphome zu beobachten (Abb. 66).

Sonographisches Verhaltensmuster von mediastinalen Lymphomen bei einer inkompletten Remission

Das sonographische Bild der inkompletten Lymphomremission wurde durch eine genaue Analyse der Verlaufsuntersuchungen der Gruppe 2 (n = 5) ermittelt. In allen Fällen fanden sich bei der initialen sonographischen Untersuchung multiple mediastinale Lymphome von 1,5–8 cm Durchmesser. Bei 3 Patienten mit echoarmen Lymphomen bis 5 cm Durchmesser blieben nach Chemotherapie noch Restlymphome von jeweils 0,8, 2,0 und 2,5 cm Durchmesser mit einer unverändert echoarmen Binnenstruktur zurück (Abb. 67). Bei 2 Patienten mit großen echoreichen Tumoren von 5 und 10 cm Durchmesser konnte unter der Therapie nur eine kurzfristige geringe Größenabnahme der Tumoren auf 3,5 und 6 cm Durchmesser beobachtet werden.

Sonographisches Bild des mediastinalen Lymphomrezidivs

Das sonographische Bild des Lymphomrezidivs wurde anhand der sonographischen Verlaufsuntersuchungen der Gruppe 3 (n = 5) ermittelt. Alle 5 Patienten hatten vor dem Rezidiv einen unauffälligen sonographischen Mediastinalbefund. Zum Zeitpunkt des Lymphomrezidivs wurden bei 3 Patienten sonographisch kleine mediastinale Lymphome von jeweils 1,0, 1,0–2,0 und 2,0 cm Durchmesser nachgewiesen (Abb. 68). Bei einem Patienten fanden sich bereits multiple große echoarme Lymphome von 3,5–5 cm Durchmesser und bei einem weiteren Patienten ein ausgedehntes echoreiches Lymphomrezidiv von 8 cm Durchmesser im linken kardiophrenischen Winkel.

Sonographisches Verhaltensmuster von lymphatisch infiltrierten Thymusdrüsen

Bei 14 (61%) von 23 Patienten der Gruppe 1 mit CT-Verlaufskontrollen konnte nach den

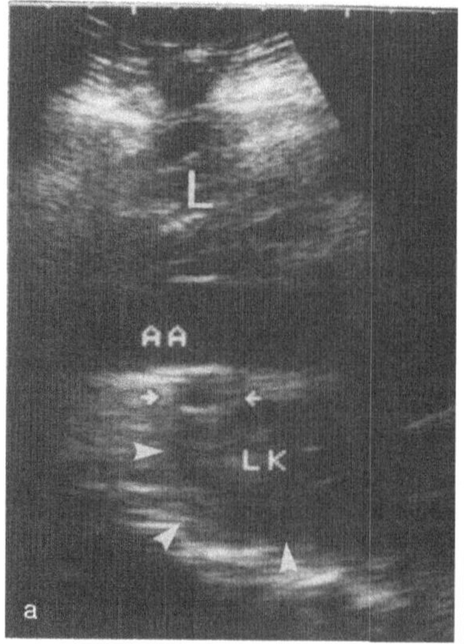

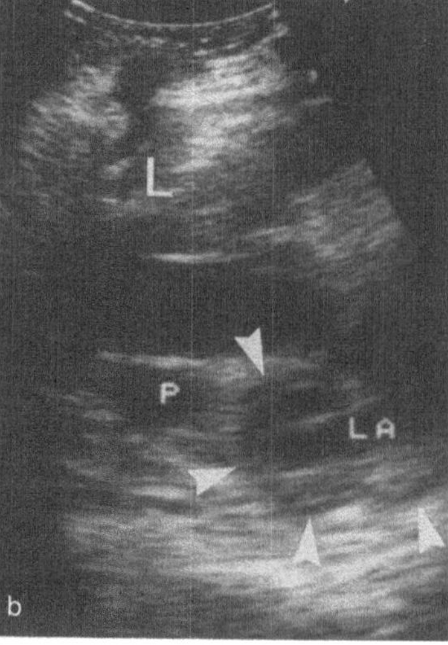

Abb. 67 a, b. Sonographisches Bild einer inkompletten mediastinalen Lymphomremission. **a** Das initiale Sonogramm (rechtsparasternaler Sagittalschnitt) eines Patienten mit Non-Hodgkin-Lymphom zeigt neben einem prävaskulären Lymphom (*L*) ein großes subkarinales Lymphom (*LK, Pfeilspitzen*), das die A. pulmonalis (*Pfeile*) komprimiert. *AA* Aorta ascendens. **b** Unter der Chemotherapie ist eine weitgehende Rückbildung des subkarinalen Lymphoms erkennbar, die rechte Pulmonalarterie (*P*) hat wieder ein normales Gefäßkaliber. Der linke Vorhof (*LA*) bleibt jedoch durch echoarmes Tumorgewebe (*Pfeilspitzen*) schlitzförmig eingeengt. Das prävaskuläre Lymphom (*L*) hat sich nur geringgradig verkleinert

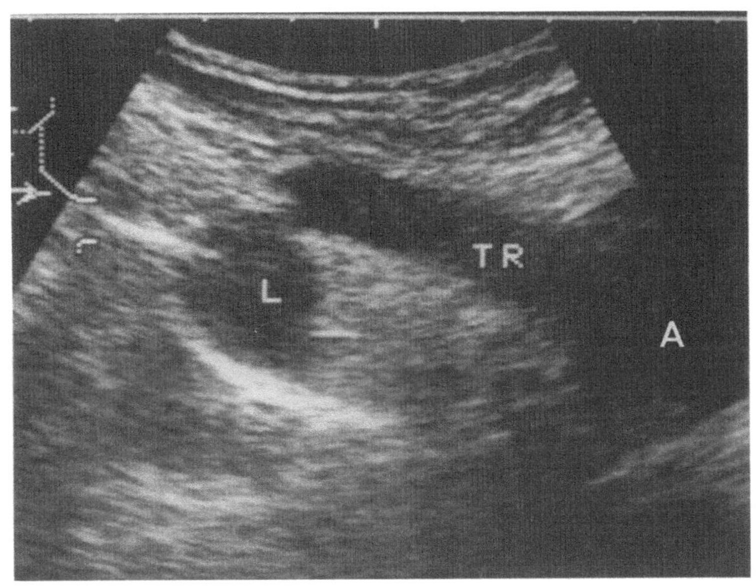

Abb. 68. Sonographisches Bild eines Lymphomrezidivs. Das suprasternale Sonogramm dieser Patientin mit 2 Jahre zuvor behandeltem M. Hodgkin zeigt in der rechten Paratrachealregion ein echoarmes Lymphom (*L*) von 2,0 cm Durchmesser. *TR* Truncus brachiocephalicus, *A* Aortenbogen

Abb. 69 a, b. Sonographische Verlaufskontrolle einer lymphatisch infiltrierten Thymusdrüse. **a** Der initiale linksparasternale Sagittalschnitt eines Patienten mit M. Hodgkin zeigt einen ventral des Truncus pulmonalis (*P*) gelegenen echogenen, angedeutet dreieckförmigen Tumor (*Pfeile*) mit zentraler Zyste (*Z*). **b** Die Kontrolle nach Abschluß der Therapie zeigt einen prävaskulären Restbefund (*TH, Pfeile*) mit einer thymustypischen zungenförmigen Konfiguration, der residualem Thymusgewebe entspricht. *P* Truncus pulmonalis

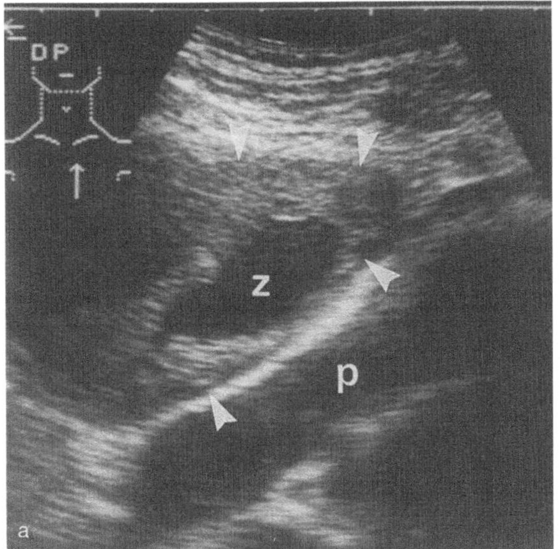

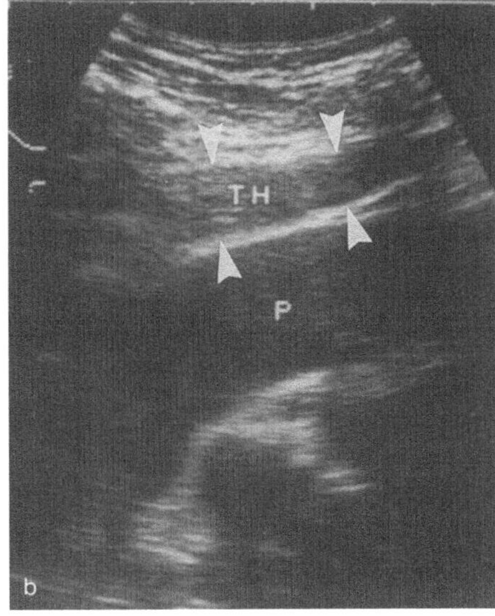

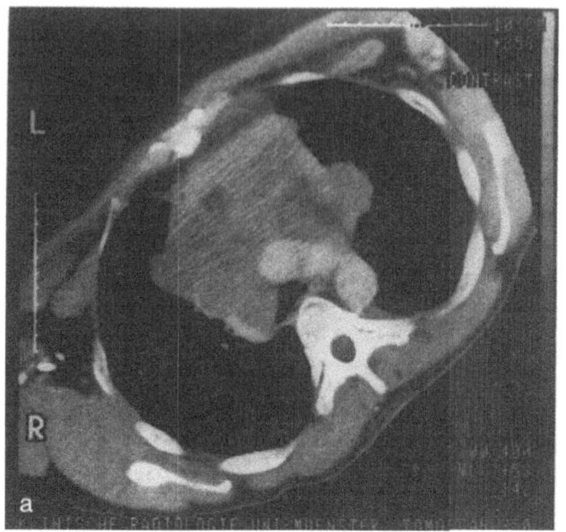

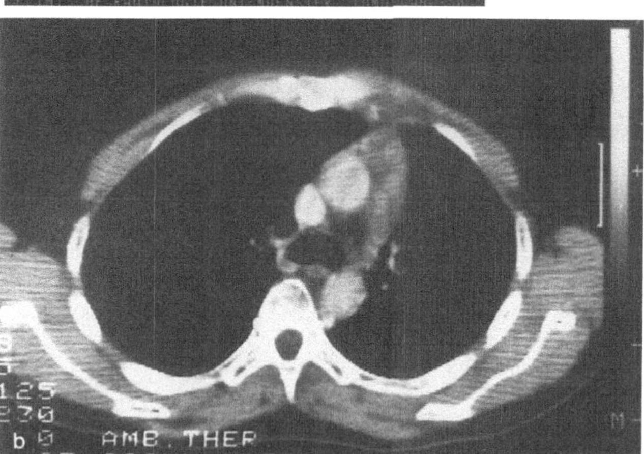

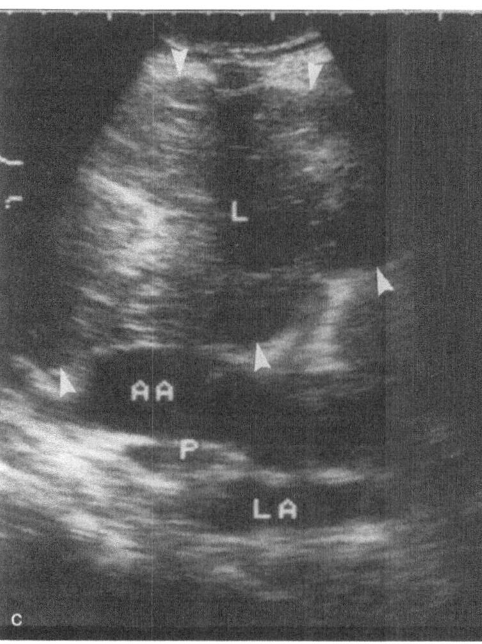

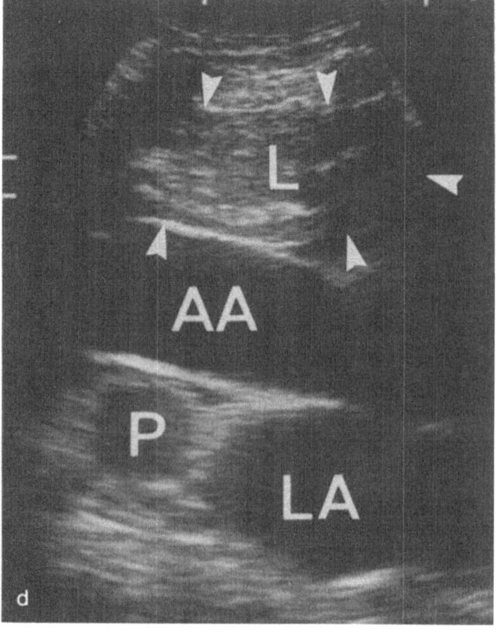

Abb. 70 a–d. Sonographische und computertomographische Verlaufskontrolle einer ausgedehnten lymphatischen Thymusinfiltration bei M. Hodgkin. **a** Auf dem initialen CT erkennt man einen ausgedehnten Tumor im vorderen Mediastinum, der den Aortenbogen nach dorsal verlagert (die Untersuchung war wegen Dyspnoe nur in Schräglage möglich). **b** Nach Abschluß einer kombinierten Strahlen- und Chemotherapie zeigt das Kontroll-CT noch einen dreieckförmig konfigurierten prävaskulären Restbefund von 3 cm Durchmesser. **c** Das initiale Sonogramm (rechtsparasternaler Sagittalschnitt) des Patienten zeigt einen ausgedehnten, echoreichen prävaskulären Tumor (*L, Pfeilspitzen*) mit Verlagerung der Aorta ascendens (*AA*) nach dorsal. Die rechte Pulmonalarterie (*P*) und der linke Vorhof (*LA*) sind hochgradig komprimiert. **d** Nach Abschluß der Therapie findet sich auch sonographisch ein prävaskulärer Restbefund (*L, Pfeilspitzen*), der eine angedeutete zungenförmige Konfiguration aufweist.

vorausgehend beschriebenen CT-Kriterien auf eine lymphatische Thymusinfiltration geschlossen werden. Bei 12 von 14 Patienten lagen parasternale sonographische Verlaufsuntersuchungen der Thymusloge vor. Bei der initialen sonographischen Untersuchung stellte sich der befallene Thymus in allen Fällen als prävaskuläre, meist noduläre Raumforderung (Durchmesser: 2,5–10 cm) dar, die sonographisch zunächst nicht von einem prävaskulären Lymphknotentumor zu unterscheiden war. Die Thymustumoren waren in 3 Fällen echoarm, in 4 Fällen echogen und in 5 Fällen echoreich strukturiert.

Unter der Therapie konnte sonographisch bei allen Patienten eine deutliche Größenreduktion und in 9 von 12 Fällen eine Zunahme der Echogenität des Thymusgewebes beobachtet werden. Bei allen Patienten blieb nach Abschluß der Therapie ein sonographisch vom umgebenden Fettgewebe gut abgrenzbarer Restbefund zurück, der in 9 von 12 Fällen eine auf sagittalen Schnitten erkennbare thymustypische zungenförmige Konfiguration annahm und auch bei weiteren Verlaufskontrollen über 12–26 Monate in gleicher oder gering abnehmender Größe zur Darstellung kam (Abb. 69). Diese Beobachtung ist insofern bemerkenswert, da computertomographisch nachweisbares Restthymusgewebe bei gesunden Patienten sonographisch nicht abgegrenzt werden kann. Bei 3 Patienten mit prätherapeutisch ausgedehnter lymphatischer Thymusinfiltration (Durchmesser des Thymustumors: 5,5–10 cm) blieb nach Abschluß der Therapie ein größerer Resttumor von 2,5–4,0 cm Durchmesser zurück, der wegen seiner nodulären Form und seiner Größe sonographisch (wie auch computertomographisch) zunächst nicht sicher als Restthymus eingestuft werden konnte (Abb. 70). Erst durch weitere Verlaufskontrollen über einen Zeitraum von 3–15 Monaten, die neben der weiteren Größenabnahme auch eine Umwandlung in eine thymustypische zungenförmige Konfiguration dokumentierten, ließen sich diese Restbefunde sonographisch als residuales Thymusgewebe identifizieren.

4.1.5 Diskussion

Nach den vorliegenden Ergebnissen, die auf Untersuchungen an streng definierten Patientengruppen basieren, zeigen lymphatisch infiltrierte mediastinale Lymphknoten unter der Therapie ein für die Beurteilung der therapeutischen Wirksamkeit recht eindeutiges Reflexverhalten.

Nach sonographischen Kriterien kann eine komplette mediastinale Lymphomremission erst dann attestiert werden, wenn sich die prätherapeutisch nachgewiesenen Lymphome sonographisch vollständig zurückgebildet haben (s. Abb. 65). Bei allen 30 Patienten mit einer Vollremission (Gruppe 1) waren die prätherapeutisch beschriebenen multiplen mediastinalen Lymphome nach Abschluß der Therapie sonographisch nicht mehr nachweisbar. Jede unvollständige „Auflösung" von mediastinalen Lymphomen muß nach sonographischen Kriterien als inkomplette mediastinale Lymphomremission gewertet werden (s. Abb. 67). Selbst kleinste sonographisch abgrenzbare Restlymphome (kleiner als 1,0 cm Durchmesser) sind – insbesondere wenn sie eine unverändert echoarme Binnenstruktur aufweisen – kategorisch als inkomplette Tumorremission zu werten.

Jede kleinste, in der Tumornachsorge neu auftretende, sonographisch darstellbare noduläre Läsion muß nach sonographischen Kriterien als mediastinales Tumorrezidiv angesehen werden (s. Abb. 68).

Im Gegensatz zu den mediastinalen Lymphomen, die sich bei einer Vollremission komplett zurückbilden, bleibt bei lymphatisch infiltrierten Thymusdrüsen nach Therapie regelmäßig sonographisch abgrenzbares Residualgewebe unterschiedlicher Echogenität zurück (s. Abb. 69 und 70).

Experimentelle Untersuchung über das Reflexverhalten von normalen und pathologischen Lymphknoten sind unseres Wissens bisher nicht verfügbar. Somit gründen sich unsere Kenntnisse über das Reflexverhalten von Lymphknoten auf rein empirischen, in der Praxis und in klinischen Studien gewonnenen Erfahrungswerten, die sich im wesentlichen auf intraabdominelle und oberflächlich gelegene Lymphknoten beziehen. Nach allgemein anerkannten Erfahrungen können gesunde Lymphknoten in tieferen Körperregionen mit üblichen Schallsonden (3,5 MHz) wegen fehlender Impedanzunterschiede zum umgebenden Fett- und Bindegewebe sonographisch nicht dargestellt werden (Pirschel u. Rücker 1981; Heckemann 1983; Beyer et al. 1983; Brockmann et al. 1985). Lymphknoten tieferer Körperregionen werden sonographisch erst dann sichtbar, wenn sich ihr Reflexverhalten durch akut entzündliche oder neoplastische Infiltrate gegenüber der Umgebung ändert. Das ätiologische Substrat für die sonographisch wahrnehmbaren Reflexänderungen ist bisher nicht eindeutig geklärt. Vermutlich wird die sonographische Strukturänderung durch einen erhöhten Wasser- und Zellgehalt der infiltrierten Lymphknoten hervorgerufen (Pirschel u. Rücker 1981). Durch Fremdgewebe infiltrierte Lymphknoten sind fast immer echoärmer als das umgebende Fett- und Bindegewebe (Pirschel u. Rücker 1981; Heckemann 1983; Beyer et al. 1983; Brockmann et al. 1985). Im Gegensatz zu den akut entzündlich infiltrierten Lymphknoten lassen sich chronisch entzündete Lymphknoten sonographisch nicht mehr von der Umgebung abgrenzen (Brockmann et al. 1985).

Nach den Ergebnissen dieser Studie unterscheidet sich das sonographische Reflexmuster von mediastinalen Lymphknoten nicht von dem oben beschriebenen Reflexverhalten der Lymphknoten anderer Körperregionen. Auch im Mediastinum sind normale Lymphknoten sonographisch nicht sichtbar. Demgegenüber ist jeder sonographisch darstellbare mediastinale Lymphknoten – unabhängig von seiner Größe – als pathologisch (entzündlich oder neoplastisch) verändert zu werten.

Klinische Studien über das Reflexverhalten von entzündlich oder neoplastisch infiltrierten Lymphknoten unter Therapie sind unseres Wissens bisher nicht verfügbar. Nach allgemein anerkannten Erfahrungswerten erlangen entzündliche oder neoplastisch infiltrierte Lymphknoten nach einer erfolgreichen Therapie mit der Rückbildung der Infiltrate ihre echoreiche Struktur zurück und sind dann sonographisch nicht mehr von der Umgebung abgrenzbar (Beyer et al. 1983; Brockmann et al. 1985). Diese Erfahrungswerte werden durch unsere Studie vollständig bestätigt. Die bei 10 Patienten der Gruppe 1 in kürzeren Zeitabständen durchgeführten sonographischen Verlaufskontrollen zeigten, daß die Echostruktur der sich verkleinernden mediastinalen Lymphome unter der Behandlung stetig zunimmt, bis sich das Reflexmuster der Lymphknoten der Echostruktur des umgebenden Fett- und Bindegewebes wieder völlig angeglichen hat (s. Abb. 65 und 66).

Das sonographische Reflexverhalten von lymphatisch infiltrierten Thymusdrüsen unter Therapie unterscheidet sich in einzelnen Aspekten grundsätzlich von dem sonographischen Verhaltensmuster der mediastinalen Lymphome.

In unserem Patientenkollektiv konnte anhand der beschriebenen CT-Kriterien bei 14 (61%) von 23 Patienten der Gruppe 1 auf eine lymphatische Thymusinfiltration geschlossen werden. In den meisten Fällen konnte die Diagnose „lymphatische Thymusinfiltration" sonographisch erst aus dem Verlauf gestellt werden.

Im Gegensatz zu den Lymphomen zeigten lymphatisch infiltrierte Thymusdrüsen auch nach einer Vollremission noch ein verändertes Reflexmuster, so daß sie sich auch über einen längeren Beobachtungszeitraum (bis 26 Monate) sonographisch vom umgebenden Fettgewebe demarkierten. Diese Beobachtung ist insofern bemerkenswert, da computertomographisch nachweisbares Restthymusgewebe bei gesunden Patienten über 18 Jahre sonographisch nicht vom umgebenden Fettgewebe abzugrenzen ist und sich somit der sonographischen Darstellung vollständig entzieht.

Zusammenfassend läßt sich sagen, daß der sonographische Nachweis von prävaskulärem Restgewebe nach Therapie durchaus als normal zu werten ist, wenn dieser Restbefund nach morphologischen Kriterien (auf parasternalen sagittalen Schnitten erkennbare thymustypische zungenförmige Konfiguration) residualem Thymusgewebe zugeordnet werden kann. Problematisch in der Beurteilung sind lediglich größere prävaskuläre noduläre Restbefunde, die in unserer Studie bei 3 Patienten mit initial ausgedehnter lymphatischer Thymusinfiltration nachzuweisen waren (s. Abb. 70). In allen 3 Fällen konnten die größeren prävaskulären Restbefunde erst durch weitere Verlaufskontrollen sonographisch (wie auch computertomographisch) als residuales Thymusgewebe identifiziert werden.

4.2 Korrelation von sonographischen, computertomographischen und röntgenologischen Aussagen über das therapeutische Ansprechen von mediastinalen Lymphomen

Im 2. Teil dieser retrospektiven Studie soll die Wertigkeit der mediastinalen Sonographie in der Verlaufsbeurteilung von mediastinalen Tumoren unter Therapie untersucht und mit den diagnostischen Aussagen der Computertomographie und der konventionellen Röntgendiagnostik verglichen werden. Insbesondere soll der Fragestellung nachgegangen werden, inwieweit die Aussagen der Computertomographie und Sonographie über das therapeutische Ansprechen von mediastinalen Lymphomen übereinstimmen und welche für die Verlaufsbeurteilung wesentlichen diagnostischen Vorteile die Sonographie gegenüber der konventionellen Thoraxübersichtsaufnahme bietet.

4.2.1 Patienten und Methoden

Die Selektionskriterien, die Zusammensetzung und die Unterteilung des Patientenkollektivs in 3 Gruppen (Gruppe 1: 30 Patienten mit Vollremission; Gruppe 2: 5 Patienten mit inkompletter Remission; Gruppe 3: 5 Patienten mit einem Lymphomrezidiv) wurden bereits im Abschnitt 4.1.1 dargestellt.

Die Analyse und Bewertung der Sonogramme und Computertomogramme erfolgte nach den bereits beschriebenen Kriterien. Die Beurteilung der Thoraxübersichtsaufnahmen wurde nach allgemein anerkannten röntgendiagnostischen Kriterien (Blank u. Castellino 1972, 1980; Neufang u. Bülo 1981; Müller et al. 1985, a, b; Sussman et al. 1987) vorgenommen. Jede Mediastinalregion wurde anhand der pleuromediastinalen Linien genau analysiert, jede über die Norm hinausgehende Verlagerung der pleuromediastinalen Umschlagsfalte wurde als pathologisch gewertet.

Zur semiquantitativen Bestimmung der Tumorrückbildung unter Therapie wurde jeweils entsprechend den Angaben von North et al. (1987) der größte Querdurchmesser des Mediastinums bestimmt. Sobald die pleuromediastinalen Linien zu den beschriebenen Normen zurückgefunden hatten, wurde nach röntgenologischen Kriterien eine Vollremission attestiert. Nach der Behandlung von größeren Mediastinaltumoren blieben gelegentlich größere, röntgenologisch nachweisbare Restbefunde zurück, die zunächst als „fragliche Remission" gewertet wurden. Erst wenn weitere Verlaufskontrollen über mindestens 1 Jahr eine Konstanz oder eine weitere Größenabnahme des Befundes dokumentierten, wurde der Restbefund als „residuale Mediastinalverbreiterung" eingestuft.

Die residuale Mediastinalverbreiterung wurde morphologisch entsprechend den Angaben von North et al. (1987) streng von postradiären Veränderungen unterschieden, die in der Regel erst 2–3 Monate nach Abschluß der Strahlentherapie auftreten.

Wenn sich ein Tumor unter Therapie nur unvollständig zurückbildete und wenn weitere Verlaufskontrollen eine erneute Größenzunahme des mediastinalen Befundes zeigten, so wurde nach röntgenologischen Kriterien eine „inkomplette Tumorremission" diagnostiziert.

Die Diagnose eines „Tumorrezidivs" wurde gestellt, wenn sich nach einer vollständigen posttherapeutischen Normalisierung der Thoraxübersichtsaufnahme oder einer mindestens 6monatigen Konstanz einer residualen Mediastinalverbreiterung röntgenologisch Hinweise auf ein erneutes mediastinales Tumorwachstum ergaben.

Die Thoraxübersichtsaufnahmen, Sonogramme und Computertomogramme wurden von 3 voneinander unabhängigen Radiologen beurteilt. Nach einem einheitlichen Protokoll mußten sich die Untersucher festlegen, ob und zu welchem Zeitpunkt eine vollständige Tumorregression nach den dargelegten Kriterien eingetreten war. Insgesamt wurden 194 sonographische (2–15 Untersuchungen pro Patient), 142 computertomographische (2–7 Untersuchungen) und 231 Thoraxübersichtsaufnahmen in 2 Ebenen (3–15 Aufnahmen) ausgewertet.

Abschließend wurden die diagnostischen Aussagen der einzelnen bildgebenden Verfahren über das therapeutische Ansprechen eines mediastinalen Tumors miteinander verglichen. Bei dieser Gegenüberstellung wurde insbesondere die zeitliche Reihenfolge, in der mit den einzelnen Verfahren nach den zur Verfügung stehenden Kriterien eine bestimmte diagnostische Aussage getroffen werden konnte, berücksichtigt.

4.2.2 Ergebnisse

Korrelation der sonographischen und computertomographischen Aussagen über das therapeutische Ansprechen von mediastinalen Lymphomen

Bei 31 Patienten lagen sonographische und computertomographische Verlaufskontrollen vor, deren diagnostische Aussagen zusammenfassend in Tabelle 7 dargestellt sind. In 25 (81%) von 31 Fällen stimmten die sonographischen und computertomographischen Aussagen über das therapeutische Ansprechen von mediastinalen Lymphomen vollkommen überein. Bei 5 Patienten (16%) führten die Untersuchungen zu unterschiedlichen Bewertungen. Bei 3 Patienten der Gruppe 1 zeigte das posttherapeutische Computertomogramm noch größere Restbefunde von 2–4 cm Durchmesser in verschiedenen Mediastinalregionen (Supraaortalregion, Paratrachealregion und Prävaskularregion), während sich sonographisch die Lymphome in den betreffenden Regionen bereits vollständig zurückgebildet hatten (Abb. 71). Nach dem sonographischen Befund konnte die Vollremission in diesen 3 Fällen wesentlich früher vorausgesagt werden, als dies nach computertomographischen Kriterien möglich war. Computertomographisch ließen sich die Restbefunde erst durch weitere Verlaufskontrollen, die über einen Zeitraum von 5–20 Monaten eine Größenabnahme dokumentierten, als narbiges Restgewebe einstufen.

Bei einer Patientin der Gruppe 2 mit prätherapeutisch multiplen mediastinalen Non-Hodgkin-Lymphomen bis 4,5 cm Durchmesser zeigte das nach 3 Chemotherapiezyklen angefertigte Kontroll-CT eine vollständige Rückbildung der mediastinalen Lymphome bis auf einen nodulären supraaortalen Restbefund von 0,8 cm Durchmesser, so daß nach computertomographischen Kriterien bereits eine Vollremission attestiert wurde (Abb. 72a, b). Da im Sonogramm dieser noduläre Restbefund

Tabelle 7. Korrelation der sonographischen und computertomographischen Befunde von 31 Patienten

Patienten-gruppe	n	Korrelation
Gruppe 1 (n = 23)	17	Im CT und US übereinstimmend vollständige Rückbildung der mediastinalen Lymphome
	3	Im CT und US übereinstimmed größerer prävaskulärer Restbefund (2,5–4,0 cm) mit zunächst unklarer Dignität. In der weiteren Kontrolle über 3–15 Monate weitere Größenreduktion auf einen thymustypischen Restbefund (inaktives residuales Thymusgewebe)
	3	CT: Restlymphome (supraaortal, paratracheal und prävaskulär von 2–4 cm) US: Vollständige Rückbildung der mediastinalen Lymphome
Gruppe 2 (n = 3)	2	Im CT und US übereinstimmend unvollständige Rückbildung der mediastinalen Lymphome (3,5 und 6,0 cm Durchmesser)
	1	CT: Vollständige Rückbildung der Lymphome US: Unvollständige Rückbildung der Lymphome (0,8 cm Durchmesser)
Gruppe 3) (n = 3)	3	Im CT und US übereinstimmend Nachweis eines Lymphomrezidivs (1–2 cm, 2 cm und 8 cm Durchmesser)
	1	CT: Unauffälliger Mediastinalbefund US: Nachweis eines Lymphomrezidivs (1,0 cm Durchmesser)
	1	US- und CT-Befund zeitlich nicht vergleichbar

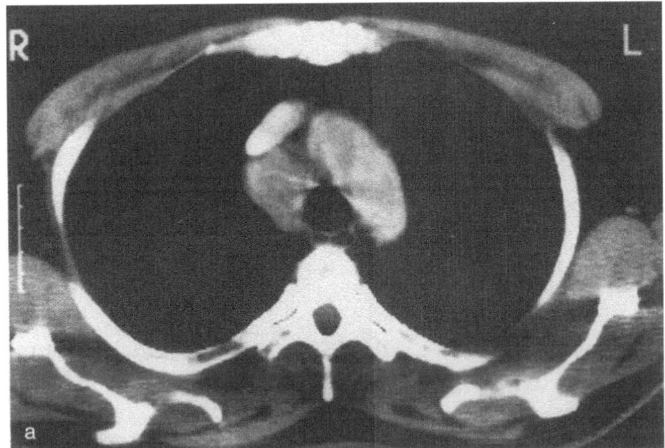

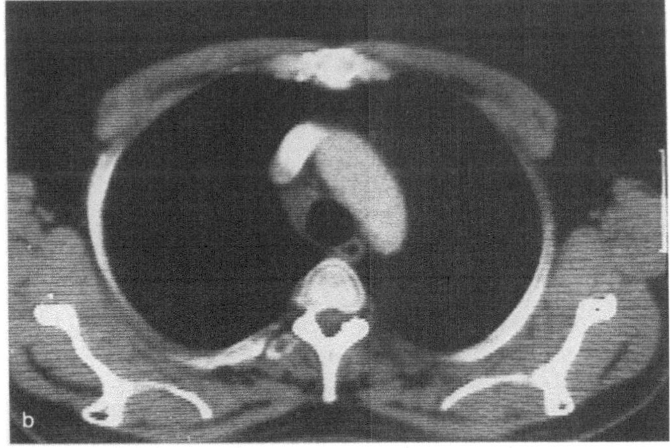

Abb. 71 a–d. Computertomographischer und sonographischer Verlauf bei unklarem posttherapeutischem paratrachealem Restbefund. **a** Das initiale CT dieses Patienten mit M. Hodgkin zeigt ein großes paratracheales Lymphom von 3,5 cm Durchmesser. **b** Nach Abschluß der Strahlentherapie ist noch ein paratrachealer Restbefund von 2 cm Durchmesser erkennbar. **c** Das initiale Sonogramm (suprasternaler halbsagittaler Schnitt) des Patienten zeigt einen großen echoarmen paratrachealen Lymphknotentumor (*L, Pfeilspitzen*). **d** Nach Abschluß der Strahlentherapie (40 Gy) ist das Lymphom – trotz des eindrucksvollen computertomographischen Restbefundes – sonographisch nicht mehr nachweisbar. Die mit Pfeilen markierte Paratrachealregion zeigt eine homogen-echoreiche Binnenstruktur. *A* Aorta, *TR* Truncus brachiocephalicus

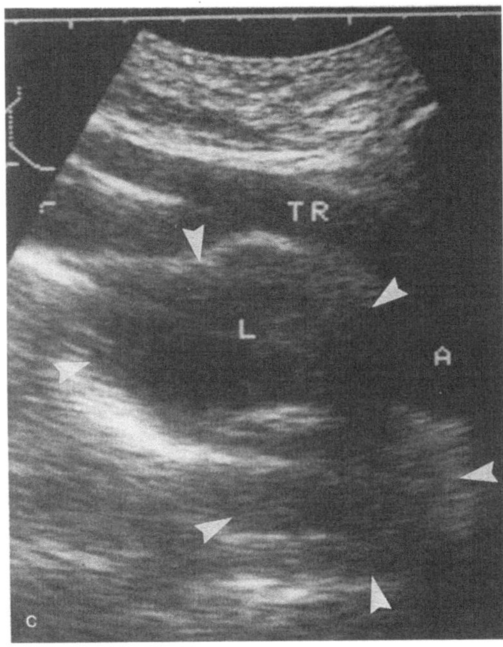

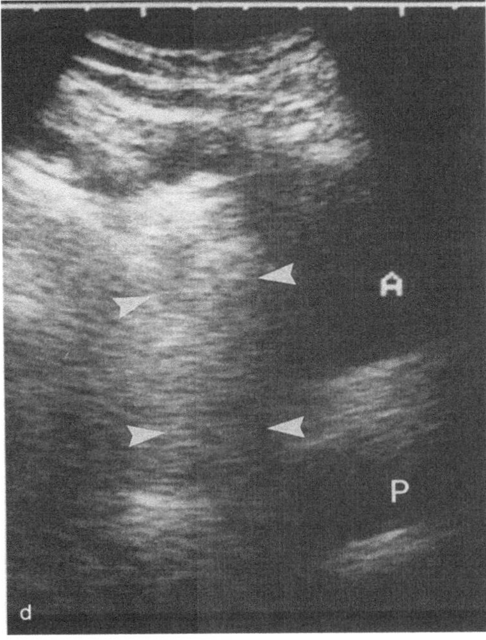

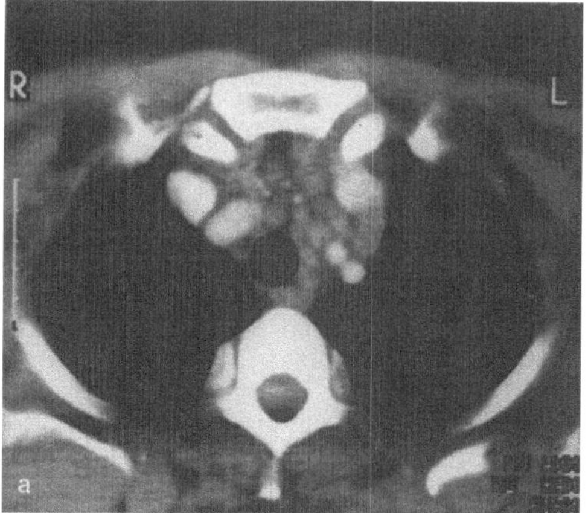

noch eine unverändert echoarme Binnenstruktur aufwies (Abb. 72c), bestand nach sonographischen Kriterien jedoch nur eine inkomplette Remission, die durch ein erneutes Auftreten von mediastinalen Lymphomen nach dem 6. Chemotherapiezyklus bestätigt wurde.

Bei einem Patienten der Gruppe 3 zeigte das 8 Monate nach Abschluß der Therapie routinemäßig durchgeführte Sonogramm ein neu aufgetretenes echoarmes supraaortales Lymphom von 1,0 cm Durchmesser. Das Computertomogramm wurde wegen

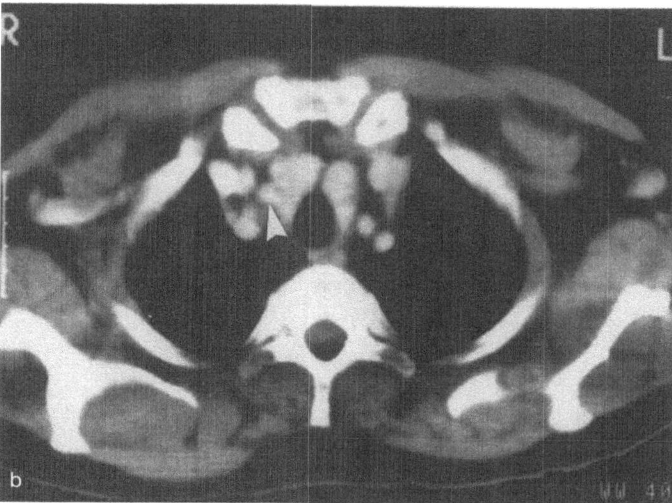

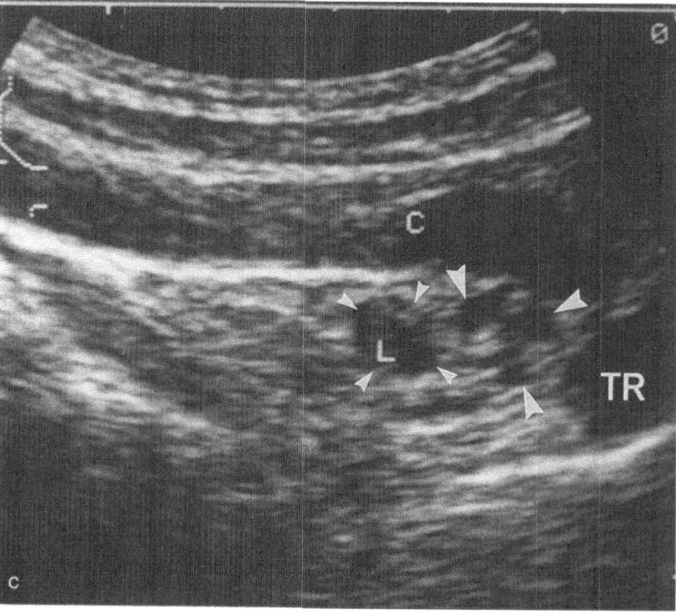

Abb. 72a–c. Computertomographischer und sonographischer Verlauf bei einer inkompletten Remission eines Non-Hodgkin-Lymphoms. **a** Das initiale Thorax-CT zeigt multiple Lymphome um die supraaortalen Gefäße. **b** Das Kontroll-CT nach 6 Kursen Chemotherapie zeigt eine weitgehende Rückbildung der supraaortalen Lymphome. Der zwischen dem rechten Schilddrüsenlappen und der A. carotis gelegene minimale Restbefund von 0,8 cm Durchmesser (*Pfeilspitze*) wurde nach CT-Kriterien bereits als normal eingestuft. **c** Auf dem Kontrollsonogramm (suprasternaler halbsagittaler Schnitt) hat dieser Restbefund (*L, kleine Pfeile*) noch eine unverändert echoarme Binnenstruktur. Außerdem sind unmittelbar oberhalb des Truncus brachiocephalicus (*TR*) weitere kleinere echoarme Restlymphome (*große Pfeilspitzen*) von 5 mm Durchmesser erkennbar. Nach sonographischen Kriterien wurde dieser Befund als inkomplette Remission eingestuft.

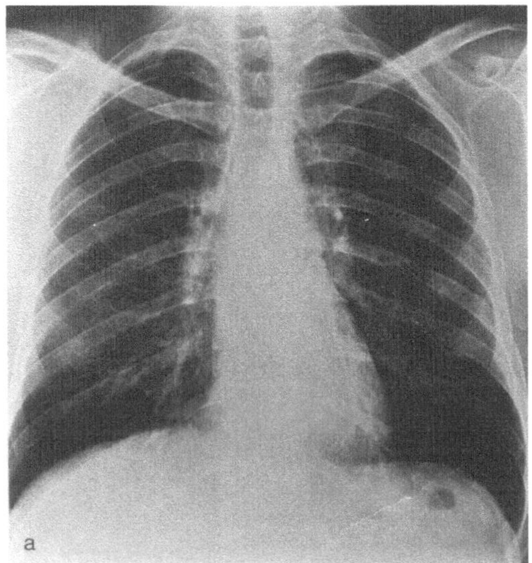

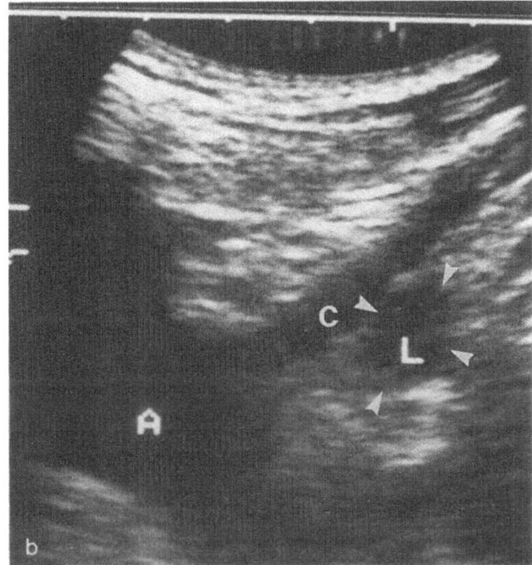

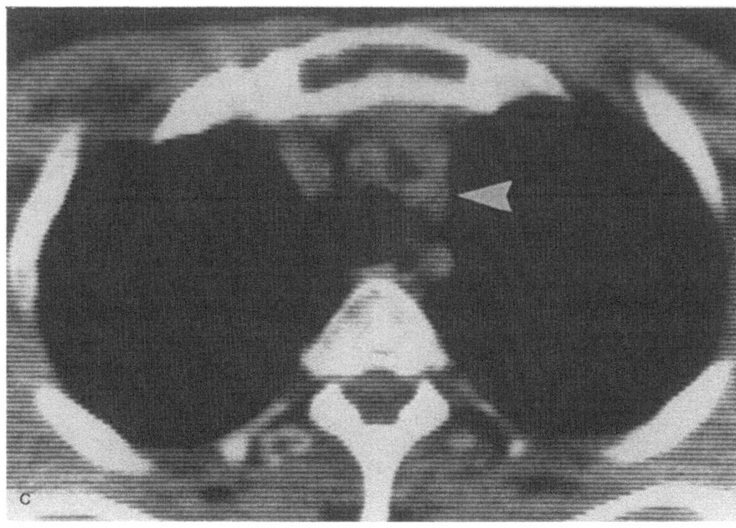

Abb. 73 a–c. Befunde bei einem Lymphomrezidiv. **a** Die Thoraxübersichtsaufnahme 8 Monate nach Therapie eines Non-Hodgkin-Lymphoms zeigt eine ausgeprägte Strahlenfibrose. **b** Auf dem suprasternalen Sonogramm erkennt man am Abgang der A. carotis (*C*) aus dem Aortenbogen (*A*) ein neu aufgetretenes echoarmes Lymphom (*L, Pfeile*), das als Lymphomrezidiv gewertet wurde. **c** Das primär als unauffällig befundete Computertomogramm zeigt einen kleinen Lymphknoten (*Pfeil*) lateral der A. carotis

des nach CT-Kriterien grenzwertig großen Lymphknotens als unauffällig befundet (Abb. 73). Die sonographische Kontrolluntersuchung 3 Monate später zeigte eine Größenzunahme des Lymphoms auf 1,5 cm Durchmesser sowie weitere kleinere mediastinale Lymphome bis 1,8 cm Durchmesser, die das Rezidiv bestätigten.

Bei einem Patienten mit einem Lymphomrezidiv waren die sonographischen und computertomographischen Befunde aus zeitlichen Gründen nicht direkt miteinander vergleichbar. Bei diesem Patienten blieb nach kombinierter strahlen- und chemotherapeutischer Behandlung eines Non-Hodgkin-Lymphoms ein rechtsparatracheal gelegener Restbefund zurück (Abb. 74a), der sich unter weiteren CT-Kontrollen 1 und 3 Monate nach Therapie zunehmend verkleinerte und nach einem negativen Biopsiebefund als Narbengewebe eingestuft wurde. Im Sonogramm zeigte dieses Narbengewebe eine homogen-echoreiche Struktur (Abb. 74b). 6 Monate nach Therapie

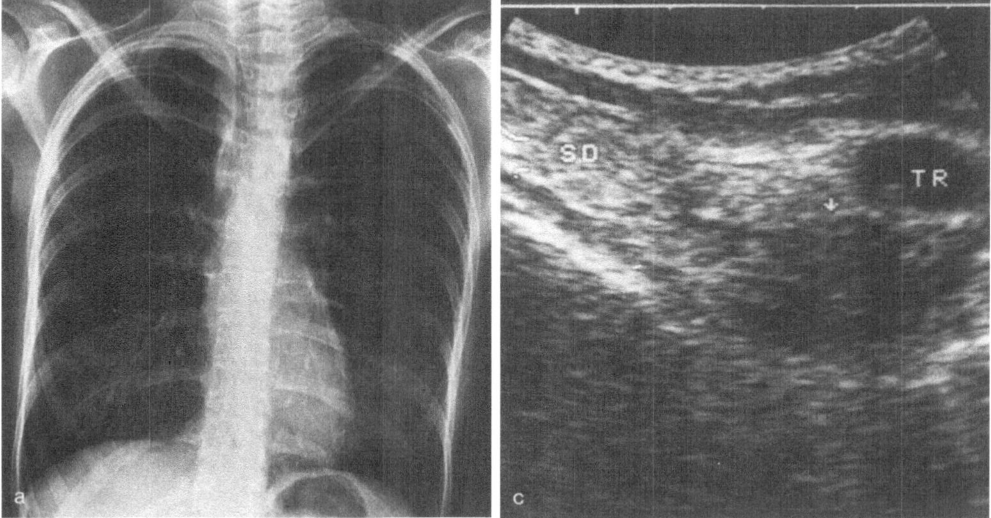

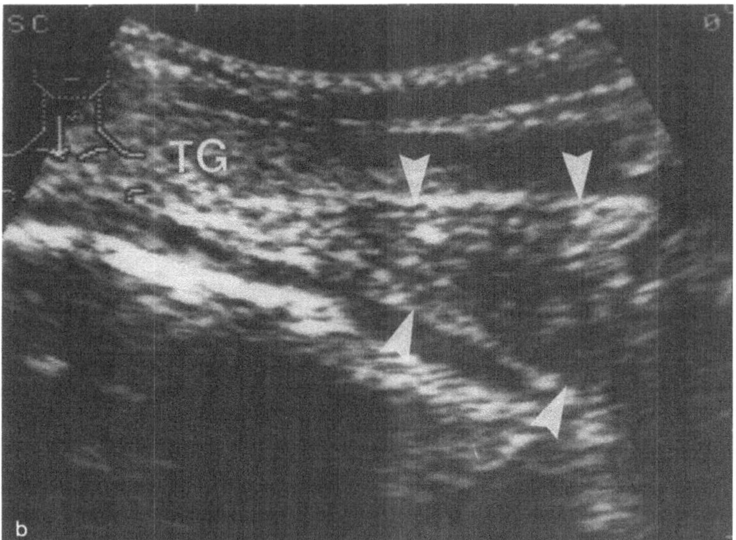

Abb. 74 a–c. Rezidiv eines Non-Hodgkin-Lymphoms. **a** Die Thoraxübersichtsaufnahme dieser Patientin zeigt 4 Monate nach Abschluß der Therapie eine residuale Verbreiterung des oberen Mediastinums nach rechts. **b** Das Sonogramm zeigt als Ursache dieser Verbreiterung etwas inhomogen strukturiertes, echoreiches paratracheales und paravertebrales Bindegewebe (*Pfeilspitzen*) unterhalb des rechten Schilddrüsenpols (*TG*). Mehrfache perkutane Biopsien aus dieser Region enthielten nur Narbengewebe. **c** Das Kontrollsonogramm 6 Monate später zeigt bei unveränderter Thoraxübersichtsaufnahme innerhalb des echoreichen Restgewebes einen echoarmen nodulären Prozeß (*Pfeil*) von 2 cm Durchmesser, der einem Rezidiv entspricht. *TR* Truncus brachiocephalicus, *SD* rechter Schilddrüsenlappen

war sonographisch innerhalb des echoreichen Narbengewebes ein echoarmes Areal von 2,0 cm Durchmesser abgrenzbar (Abb. 74c). Trotz des sonographisch geäußerten Verdachtes auf ein Lymphomrezidiv erfolgte das nächste Kontroll-CT erst 2 Monate später. Zu diesem Zeitpunkt war computertomographisch und sonographisch bereits ein ausgedehntes Tumorrezidiv von 4,5 cm Durchmesser nachweisbar. Die Vorteile der Computertomographie bestanden im wesentlichen im Nachweis von zusätzlich bestehenden Lymphomen in sonographisch meist schwierig beurteilbaren Mediastinalregionen. Bei 6 von 31 Patienten wurden computertomographisch insgesamt 9 zusätzliche Lymphome in verschiedenen Mediastinalregionen (davon 2 Lymphome im hinteren Mediastinum) diagnostiziert, die der sonographischen Untersuchung entgangen waren. Diese zusätzliche Information war in den beobachteten Fällen für die Beurteilung der therapeutischen Ansprechrate ohne Relevanz, da alle mediastinalen Lymphome in gleicher Weise auf die Therapie reagierten.

Korrelation der sonographischen und röntgenologischen Aussagen über das therapeutische Ansprechen von mediastinalen Lymphomen

Die diagnostischen Aussagen der bei 40 Patienten vorliegenden sonographischen und röntgenologischen Verlaufskontrollen sind zusammenfassend in Tabelle 8 dargestellt.

Nur in 23 (57%) von 40 Fällen stimmten die sonographischen und röntgenologischen Aussagen über die Ausdehnung und das therapeutische Ansprechen der mediastinalen Lymphome überein. Bei 12 (40%) von 30 Patienten der Gruppe 1 divergierten die sonographischen und röntgenologischen Befunde vor oder nach Abschluß der Therapie. Bei 11 Patienten war die Thoraxübersichtsaufnahme vor Therapie völlig unauffällig, obwohl sonographisch (und computertomographisch) multiple mediastinale Lymphome bis 4,0 cm Durchmesser nachzuweisen waren (Abb. 75). Verständlicherweise waren in diesen Fällen die röntgenologischen Verlaufskontrollen für die Beurteilung des Behandlungserfolges völlig untauglich. Die sonographischen Verlaufskontrollen zeigten in allen 11 Fällen eine vollständige Rückbildung der mediastinalen Lymphome nach Abschluß der Therapie.

Bei einem Patienten war röntgenologisch nach Therapie noch eine Verbreiterung des rechten paratrachealen Streifens erkennbar, während sich sonographisch die paratrachealen Lymphome bereits vollständig zurückgebildet hatten. Kurzfristige röntgenologische Verlaufskontrollen zeigten erst nach 14 Monaten eine Normalisierung des rechten paratrachealen Streifens. Bei 2 von 5 Patienten der Gruppe 2 konnte die inkomplette Remission nur sonographisch diagnostiziert werden, da die mediastinalen Restlymphome von jeweils 0,8 und 0,5 cm

Tabelle 8. Korrelation der sonographischen und röntgenologischen Befunde von 40 Patienten

Patienten-gruppe	n	Korrelation
Gruppe 1 (n = 30)	15	Im US und RÖ übereinstimmend vollständige Rückbildung der mediastinalen Lymphome
	3	Im US (prävaskulärer Restbefund) und RÖ (residuale Mediastinalverbreiterung) übereinstimmend größerer Restbefund mit zunächst unklarer Dignität. In der weiteren Kontrolle über 3–15 Monate weitere Größenreduktion (nach US- und CT-Verlauf residuales Thymusgewebe)
	11	US: multiple mediastinale Lymphome (bis 4 cm Durchmesser) mit vollständiger Rückbildung nach Therapie RÖ: prä- und posttherapeutisch unauffälliger Mediastinalbefund
	1	US: vollständige Rückbildung der mediastinalen Lymphome RÖ: rechtsparatrachealer Restbefund unklarer Dignität
Gruppe 2 (n = 5)	3	Im US und RÖ übereinstimmend unvollständige Rückbildung der mediastinalen Lymphome (2,0, 3,5 und 6,0 cm Durchmesser)
	2	US: unvollständige Rückbildung der Lymphome (0,8 und 2,0 cm Durchmesser) RÖ: vollständige Rückbildung der Lymphome
Gruppe 3 (n = 5)	2	Im US und RÖ übereinstimmend Nachweis eines Lymphomrezidivs (5,0 und 8,0 cm Durchmesser)
	3	US: Nachweis eines Lymphomrezidivs (1,5, 2,0 und 2,5 cm Durchmesser) RÖ: bei eingeschränkter Beurteilbarkeit wegen Strahlenfibrose kein Hinweis für ein Lymphomrezidiv

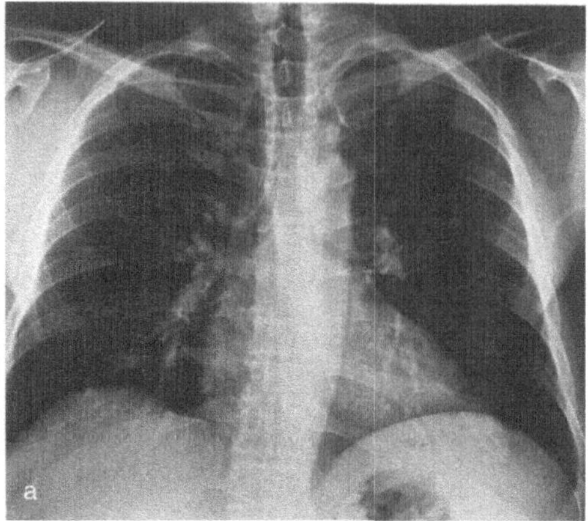

Abb. 75 a–c. Initialer röntgenologischer und sonographischer Befund bei einem Patienten mit Non-Hodgkin-Lymphom. **a** Die Thoraxübersichtsaufnahme ergibt keinen Hinweis für eine mediastinale Beteiligung. **b** Auf dem rechtsparasternalen Sagittalschnitt erkennt man dorsal der rechten Pulmonalarterie (*P*) ein echoarmes subkarinales Lymphom (*L*, *Pfeilspitzen*) von 4 cm Durchmesser. Das Dach des linken Vorhofs ist pelottiert. **c** Auf dem ergänzenden Querschnitt erkennt man das subkarinale Lymphom (*L*, *Pfeilspitzen*) sowie ventral der Aorta ascendens (*AA*) ein echoarmes spindelförmiges Mammarialymphom (*L*). *ST* Sternum

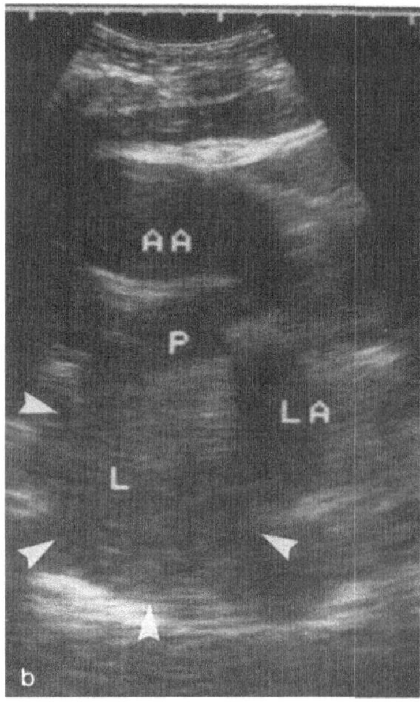

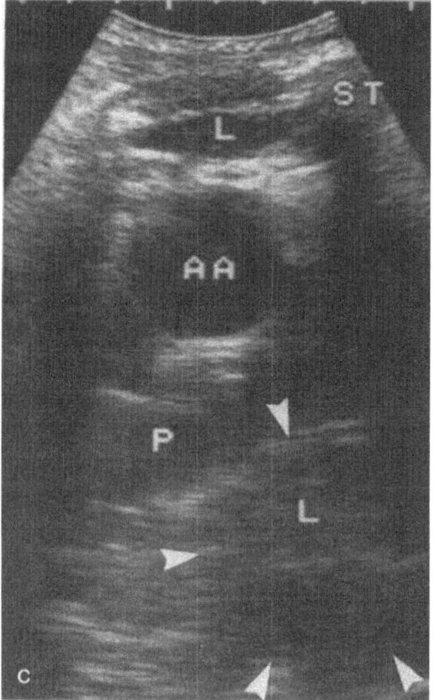

Durchmesser dem röntgenologischen Nachweis entgingen (s. Abb. 72). Erst 4 bzw. 6 Monate nach der sonographisch erkannten inkompletten Remission fanden sich erste diskrete röntgenologische Hinweise auf ein erneutes mediastinales Tumorwachstum.

In der Gruppe 3 konnten 3 von 5 mediastinalen Lymphomrezidiven von jeweils 1,5, 2,0 und 2,5 cm Durchmesser nur sonographisch diagnostiziert werden, da die Thoraxübersichtsaufnahme zum gleichen Zeitpunkt noch unauffällig war (s. Abb. 73). In 2 Fällen blieb die Thoraxübersichtsaufnahme bis zur Einleitung der Therapie (6 Monate später) bzw. bis zum Tode des Patienten (4 Monate später) weiterhin völlig unauffällig. Bei einem Patienten mit einem sehr schnell wachsenden Lymphom fanden sich bereits 2 Monate später erste diskrete röntgenologische Hinweise auf ein mediastinales Rezidiv.

In der Beurteilung von extramediastinalen, intrathorakalen Lymphommanifestationen war die Röntgendiagnostik der sonographischen Diagnostik aus verständlichen Gründen eindeutig überlegen. Bei 6 von 40 Patienten konnten röntgenologisch hiläre Lymphome und bei 3 dieser 6 Patienten eine zusätzlich bestehende pulmonale Lymphominfiltration nachgewiesen werden. Für die sonographische Beurteilung der therapeutischen Ansprechrate wirkte sich das Fehlen dieser wichtigen diagnostischen Zusatzinformation nur deshalb nicht ungünstig aus, da in unserem Kollektiv pulmonale, hiläre und mediastinale Lymphome in gleicher Weise auf die Therapie ansprachen.

4.2.3 Diskussion

Der Vergleich der sonographischen und computertomographischen Befunde ergab in 25 (81 %) von 31 Fällen eine übereinstimmende Aussage über das therapeutische Ansprechen der mediastinalen Lymphome. In allen 5 Fällen mit unterschiedlicher sonographischer und computertomographischer Beurteilung der therapeutischen Ansprechrate sprach der weitere Verlauf zugunsten der sonographischen Bewertung.

Die diagnostischen Vorteile der Sonographie ließen sich in allen 5 Fällen auf das „qualitative" sonographische Kriterium der Echodichte zurückführen, das dem „quantitativen" computertomographischen Kriterium der Lymphknotengröße überlegen zu sein scheint und mit dem die Sonographie offensichtlich recht zuverlässig zwischen echoreichem, normalem Lymphknoten- oder Narbengewebe und echoarmem, noch aktivem oder reaktiviertem Lymphomgewebe unterscheiden kann. Die Interpretation des nach Behandlung größerer Mediastinaltumoren gelegentlich zurückbleibenden Residualgewebes ist ein bisher ungelöstes diagnostisches Problem, da nach computertomographischen Kriterien nicht zwischen narbigem Restgewebe und einer inkompletten Tumorremission unterschieden werden kann (North et al. 1987; Castellino 1986; Nyman et al. 1989; Lewis et al. 1982; Glazer HS et al. 1985; Jochelson et al. 1985). Bei 3 Patienten mit computertomographisch schwierig einzuordnenden größeren Restlymphknoten war die sonographisch erkennbare, mit der Maskierung der Lymphknoten einhergehende Normalisierung der Echobinnenstruktur ein sehr zuverlässiges Indiz für die Rückbildung der Fremdinfiltrate (s. Abb. 71). Mit den bisher verfügbaren bildgebenden Verfahren war es außerdem nicht möglich, lymphatische Infiltrate in nichtvergrößerten mediastinalen Lymphknoten nachzuweisen. Aufgrund der selektiven Kontraständerung von lymphatisch infiltrierten Lymphknoten gelang es der Sonographie, noch aktive bzw. reaktivierte Lymphominfiltrate (1 inkomplette Remission, 1 Rezidiv) in nichtvergrößerten mediastinalen Lymphknoten nachzuweisen (s. Abb. 72 und 73). Wegen der meist deutlich herabgesetzten Echogenität von lymphatisch infiltrierten Lymphknoten heben sich selbst kleinste Noduli gut von dem umgebenden echoreichen mediastinalen Gewebe ab und fallen dem Untersucher sofort bei der ersten orientierenden Durchmusterung des Mediastinums auf.

Bei der Korrelation der sonographischen und röntgenologischen Befunde erwies sich die röntgenologische Verlaufskontrolle für das Response-Monitoring von mediastinalen Lymphomen als unzureichend, da die Ausdehnung und das therapeutische Ansprechen der Lymphome in 17 (43 %) von 40 Fällen röntgenologisch falsch eingeschätzt wurde. Bei 11 (37 %) von 30 Patienten der Gruppe 1 war die initiale Thoraxübersichtsaufnahme völlig unauffällig, obwohl sonographisch und computertomographisch multiple mediastinale Lymphome bis 4 cm Durchmesser vorlagen (s. Abb. 75). Bei einem Patienten der Gruppe 1 konnte ein röntgenologisch unklarer Restbefund sonographisch richtig als Narbengewebe eingestuft werden. 2 von 5 sonographisch diagnostizierten inkompletten Remissionen und 3 von 5 sonographisch erfaßten Rezidiven entgingen dem röntgenologischen Nachweis, da die Thoraxübersichtsaufnahme zum gleichen Zeitpunkt noch unauffällig war. Die diagnostischen Vorteile der Sonographie ließen sich im wesentlichen auf die direkte tomographische Darstellung von zentral gelegenen mediastinalen Lymphomen zurückführen, die der Röntgendiagnostik wegen fehlender Konturänderungen der pleuromediastinalen Linien häufig entgingen (Wernecke et al. 1990). Die Problematik der röntgenologischen Beurteilung der mediastinalen Tumorrückbildung besteht darin, daß das normale Volumen und die individuellen Konturen des Mediastinums des einzelnen Patienten im voraus nicht bekannt sind. Die Rückbildung von mediastinalen Lymphomen, die röntgenologisch nur indirekt anhand von mediastinalen Konturänderungen nachvollzogen werden kann, läßt sich sonographisch mit der direkten tomographischen Darstellung selbst kleinster Lymphome wesentlich objektiver und exakter wiedergeben. Eine besondere Bedeutung fällt der mediastinalen Sonographie in der Tumornachsorge zu, wenn durch strahlenfibrotische Veränderungen die röntgenologische Beurteilung des Mediastinums beeinträchtigt wird. Bei 3 von 5 Patienten der Gruppe 3 bestand eine ausgeprägte Strahlenfibrose, die die röntgenologische Diagnose des mediastinalen Rezidivs erheblich beeinträchtigte und verzögerte.

Alle beschriebenen sonographischen, computertomographischen und röntgenologischen Verhaltensmuster von mediastinalen Lymphomen sind histologisch nicht verifiziert, so daß die Ergebnisse dieser wie auch anderer vergleichbarer Studien (North et al. 1982; Nyman et al. 1989; Glazer HS et al. 1985; Jochelson et al. 1985) als rein deskriptiv und empirisch einzustufen sind. Von den dargestellten sonographischen und computertomographischen Befunden lassen sich nur prognostische, jedoch keine histologischen Aussagen ableiten. So ist z.B. nach den Ergebnissen dieser Studie die vollständige sonographische Auflösung von mediastinalen Lymphomen ein prognostisch sehr zuverlässiges Zeichen für eine Vollremission, auch wenn zum gleichen Zeitpunkt computertomographisch noch größere mediastinale Restlymphome nachzuweisen sind. Wir wissen aber nicht, ob sich mit der sonographischen Auflösung der mediastinalen Lymphome die lymphatischen Infiltrate tatsächlich bereits komplett zurückgebildet haben.

Die Ergebnisse der Studie lassen sich in 2 Schlußfolgerungen zusammenfassen:

1. Die alleinige röntgenologische Kontrolle ist für das Response-Monitoring von mediastinalen Lymphomen nicht ausreichend sensitiv, da das Ausmaß der mediastinalen Lymphommanifestation röntgenologisch häufig unterschätzt wird und weil die inkomplette Lymphomremission und das Lymphomrezidiv röntgenologisch erst relativ spät erfaßt werden können.

2. Das therapeutische Ansprechen von mediastinalen Lymphomen kann mit der Sonographie wesentlich exakter und subtiler kontrolliert werden, als dies mit der konventionellen Röntgendiagnostik bisher möglich ist.

Aus Kapazitäts- und Kostengründen können die Schnittbildverfahren CT und MR auch in absehbarer Zeit selbst in den hochindustrialisierten Ländern nicht routinemäßig zur Kontrolle der therapeutischen Ansprechrate und zur weiteren Tumornachsorge herangezogen werden. Demgegenüber ist die Sonographie ein breit einsetzbares, nichtinvasives und kostengünstiges Schnittbildverfahren, auf dessen diagnostische Vorzüge man – insbesondere im Hinblick auf das kurative Behandlungskonzept der malignen Lymphome – nicht verzichten sollte. In Anbetracht des verhältnismäßig geringen apparativen und finanziellen Aufwandes halten wir eine routinemäßige sonographische Verlaufskontrolle (1 sonographische Untersuchung vor und nach Abschluß der Therapie) bei Non-Hodgkin-Lymphomen, aber auch bei Hodgkin-Lymphomen mit einer erwartungsgemäß guten therapeutischen Ansprechrate für sinnvoll. Die Frage, ob man die mediastinale Sonographie generell als Screeninguntersuchung in die Routinenachsorge von malignen Lymphomen einbeziehen sollte, läßt sich wegen der begrenzten Erfahrung zur Zeit noch nicht definitiv beantworten. Der routinemäßige Einsatz der Sonographie könnte sich zunächst auf Patienten mit einem erhöhten Rezidivrisiko [initial großer Mediastinaltumor (North et al. 1987; Castellino 1986; Jochelson et al. 1985)] und auf Patienten mit eingeschränkt beurteilbaren Thoraxübersichtsaufnahmen [Strahlenfibrose, residuale Mediastinalverbreiterung (North et al. 1987)] konzentrieren.

4.3 Zusammenfassung

In einer retrospektiven Studie an 40 Patienten mit Hodgkin- und Non-Hodgkin-Lymphomen wurde die Wertigkeit der Sonographie im Response-Monitoring von mediastinalen Lymphomen unter Therapie untersucht und mit den diagnostischen Aussagen der Computertomographie und der Thoraxübersichtsaufnahme in 2 Ebenen verglichen. Mediastinale Lymphome zeigen unter der Therapie ein für die Beurteilung der therapeutischen Wirksamkeit recht eindeutiges Reflexverhalten. Bei einer Vollremission (n = 30) bilden sich mediastinale Lymphome sonographisch immer vollständig zurück. Jede unvollständige sonographische Rückbildung von mediastinalen Lymphomen (n = 5) muß als inkomplette Remission bewertet werden. Jede kleinste, in der Nachsorge neu auftretende, sonographisch darstellbare noduläre Läsion muß als mediastinales Lymphomrezidiv (n = 5) interpretiert werden. Im Gegensatz zu den mediastinalen Lymphomen zeigen lymphatisch infiltrierte Thymusdrüsen auch nach einer Vollremission noch ein abnormes Reflexmuster.

Der Vergleich der sonographischen und computertomographischen Befunde ergab in 25 (81%) von 31 Fällen eine übereinstimmende Aussage. In allen 5 Fällen mit unterschiedlicher Beurteilung der therapeutischen Wirksamkeit sprach der weitere klinische Verlauf zugunsten der sonographischen Bewertung. Aufgrund des „qualitativen" Kriteriums der Echodichte kann die Sonographie offensichtlich recht zuverlässig zwischen echoreichem, normalem Lymphknoten- oder Narbengewebe und echoarmem, noch aktivem oder reaktiviertem Lymphomgewebe unterscheiden.

Bei der Korrelation der sonographischen und röntgenologischen Befunde erwies sich die Thoraxübersichtsaufnahme für das Response-Monitoring von mediastinalen Lymphomen als unzureichend, da die Ausdehnung und das therapeutische Ansprechen der Lymphome in 17 (43%) von 40 Fällen falsch eingeschätzt wurde. Das therapeutische Ansprechen von Lymphomen und die weitere Nachsorge kann mit der Sonographie wesentlich exakter und subtiler kontrolliert werden, als dies mit der konventionellen Röntgendiagnostik bisher möglich war.

5 Indikation der mediastinalen Sonographie und ihre Integration in die bildgebende Diagnostik des Mediastinums

Mit der Einführung der Sonographie in die bildgebende Diagnostik des Mediastinums verfügen wir erstmals über ein im Thoraxraum einsetzbares billiges Schnittbildverfahren, das wesentliche Aufgaben der kostspieligeren und aufwendigeren Schnittbildverfahren CT und MR übernehmen kann. Während die Röntgendiagnostik im Grunde nur die Außenkonturen des Mediastinums wiedergeben kann, liefert die Sonographie ähnlich der Computertomographie echte Querschnitte vom Mediastinalinhalt, auf denen sich die anatomischen und pathologischen Strukturen dank ausreichender Impedanzunterschiede gut voneinander differenzieren lassen. Somit kann in der bildgebenden Diagnostik des Mediastinums eine große Lücke zwischen der konventionellen Thoraxübersichtsaufnahme und der im weiteren diagnostischen Stufenplan bisher unmittelbar anstehenden Computertomographie überbrückt werden.

Die der mediastinalen Sonographie zugedachte Mittelstellung zwischen Röntgendiagnostik und Computertomographie wird durch die in unserer vergleichenden Studie ermittelte diagnostische Treffsicherheit unterstützt (s. Kap. 3). Wegen der direkten tomographischen Darstellung der mediastinalen Strukturen besitzt die Ultraschalldiagnostik in den sonographisch einsehbaren Mediastinalregionen eine nachweislich höhere Sensitivität und Spezifität als die Thoraxübersichtsaufnahme. Gegenüber der Computertomographie ist die diagnostische Aussage der Sonographie in einigen Mediastinalregionen (Supraaortalregion, Perikardialregion, Prävaskularregion, Paratrachealregion) kaum unterlegen. Einzelne Mediastinalregionen sind jedoch sonographisch schwieriger oder gar nicht beurteilbar, so daß die Spitzenposition der Computertomographie in der mediastinalen Diagnostik unangefochten bleibt.

Die Reihenfolge des Einsatzes der verschiedenen bildgebenden Verfahren in der mediastinalen Diagnostik ist somit weitgehend festgelegt. Am Anfang des diagnostischen Stufenplans steht unverzichtbar die Thoraxübersichtsaufnahme. Die mediastinale Sonographie soll und kann die konventionelle Röntgendiagnostik nicht ersetzen. Die Sonographie soll vielmehr die Funktion einer die Röntgendiagnostik komplementär ergänzenden und diagnostisch weiterführenden Untersuchung übernehmen. Die Aufgaben, die die mediastinale Sonographie in der ihr zugeschriebenen Vermittlerrolle zwischen der konventionellen Röntgenaufnahme und den aufwendigeren Schnittbildverfahren CT und MR erfüllen kann, sind in Tabelle 9 dargestellt.

Röntgenologisch nachweisbare Raumforderungen können durch die ergänzende sonographische Untersuchung verifiziert und topographisch der jeweils betroffenen Mediastinalregion exakt zugeordnet werden. Außerdem können röntgenologisch als Raumforderung fehlinterpretierte, gutartige mediastinale Veränderungen (z. B. Lipomatosis mediastinalis, Gefäßvariationen, Normvarianten der mediastinalen Umschlagfalten) sonographisch entlarvt und in ihrer Dignität sicher zugeordnet werden. Neben der exakten Bestimmung der Größe und Form liefert die Sonographie auch ein differenziertes Bild von der internen Struktur einer mediastinalen Raumforderung. Nach unseren bisherigen Erfahrungen kann die Sonographie zuverlässig vaskuläre Prozesse von zystischen oder soliden Tumoren unterscheiden. Außerdem ist es denkbar, daß sich mit zunehmender Erfahrung aus dem sonographischen Bild von mediastinalen Tumoren differentialdiagnostische Kriterien ableiten lassen, die – ähnlich wie in der Computertomographie – artdiagnostisch richtungsweisend sein können.

Tabelle 9. Aufgabenstellung der mediastinalen Sonographie

Röntgenthoraxbefund	Funktion der ergänzenden sonographischen Untersuchung
Pathologischer Befund	Verifizierung des Befundes. Ausschluß von gutartigen Veränderungen, die einen Tumor vortäuschen können (z. B. Lipomatosis mediastinalis)
	Bestimmung der genauen Lage, Größe und Form des Tumors
	Bestimmung der Konsistenz und internen Struktur der Raumforderung (Gefäßprozeß?, zystischer Tumor?, solider Tumor?)
	Entscheidung über Notwendigkeit und Dringlichkeit einer weiteren Abklärung durch CT
Fraglicher pathologischer Befund	Abklärung des fraglichen Befundes: – o.B. – benigne Ursache? – Tumor?
	Entscheidung über Dringlichkeit einer weiteren Abklärung durch CT, wenn sonographischer Befund nicht eindeutig
Unauffälliger Befund	Gehobene Screeningfunktion bei klinisch weiterhin bestehendem Tumorverdacht (Absicherung des unauffälligen röntgenologischen Befundes oder Nachweis eines röntgenologisch nicht diagnostizierbaren Tumors)
	Bei unauffälligem sonographischen Befund Entscheidung über weitere computertomographische Abklärung in Abhängigkeit von Klinik und Lokalisation des vermuteten Krankheitsherdes

Sonographisch kann eine mediastinale Raumforderung bezüglich ihrer Lokalisation, Größe und Konsistenz wesentlich differenzierter beschrieben werden als mit der herkömmlichen röntgenologischen Diagnostik, was die Entscheidung über die Notwendigkeit und Dringlichkeit einer weiteren computertomographischen Abklärung wesentlich erleichtert.

Eine wichtige Funktion übernimmt die mediastinale Sonographie bei röntgenologisch fraglichen oder unklaren Mediastinalbefunden, die bisher nur mit der Computertomographie definitiv abgeklärt werden konnten. Gerade an Großkliniken ist die CT-Kapazität für derartige Fragestellungen wegen der anfallenden dringlicheren Indikationen zum Teil erheblich herabgesetzt. Wegen der begrenzten Kapazitäten und der hohen Kosten der Computertomographie war es häufig eine Gewissensfrage, ob man diskrete Veränderungen der Mediastinalkonturen einer weiteren Diagnostik zuführen sollte. Mit der schnell verfügbaren und kostengünstigen sonographischen Untersuchung kann diese Problematik gelöst werden. Anhand der sonographischen Tomogramme läßt sich entscheiden, ob den röntgenologisch aufgefallenen mediastinalen Konturänderungen ein pathologisches Substrat zugrunde liegt.

Bei röntgenologisch unauffälligem Mediastinalbefund, aber klinisch weiterhin bestehendem Tumorverdacht kann die mediastinale Sonographie im Vorfeld der computertomographischen Diagnostik die Funktion eines gehobenen Screeningverfahrens erfüllen. Eine derartige Screeningfunktion könnte die Sonographie u. a. im Staging und Restaging von Hodgkin- und Non-Hodgkin-Lymphomen übernehmen.

Die mediastinale Sonographie nimmt somit eine Schlüsselfunktion im Ablauf und in der Koordination der bildgebenden diagnostischen Verfahren des Mediastinums ein. Röntgenologisch fragliche Mediastinalbefunde können durch die ergänzende sonographische Untersuchung entkräftet und damit einer aufwendigen Diagnostik entzogen oder erhärtet und einer weiteren computertomographischen Abklärung zugeführt werden.

Wegen der differenzierten sonographischen Darstellung der Tumorarchitektur und der exakten topographischen Zuordnung ist es vorstellbar, daß die Notwendigkeit einer zusätzlichen computertomographischen Dokumentation von sonographisch nachgewiesenen Tumoren in Abhängigkeit von den geplanten therapeutischen Maßnahmen neu überdacht werden muß.

Möglicherweise ergeben sich mit zunehmender Erfahrung aus dem sonomorphologischen Bild von mediastinalen Tumoren differentialdiagnostische Kriterien, die eine ähnliche oder annähernd gleiche artdiagnostisch richtungsweisende Information enthalten wie das computertomographische Bild.

Die durch die sonographische Untersuchung erfolgende Vorselektion der Patienten könnte somit den Einsatz der aufwendigen und kostspieligen Schnittbildverfahren in Zukunft wesentlich rationeller und reibungsloser gestalten. Durch die bessere Patientenselektion würde ein wesentlicher Anteil der im praktischen Alltag angeforderten Ausschlußdiagnostik entfallen, so daß man die Computertomographie ganz auf die diagnostisch notwendigen und entscheidenden Untersuchungen konzentrieren könnte.

In diesem Zusammenhang möchten wir noch einmal auf die Grenzen der sonographischen Diagnostik, die in der Beurteilung einzelner Mediastinalregionen der computertomographischen Diagnostik deutlich unterlegen ist, hinweisen. Während ein sonographisch nachgewiesener Tumor bei entsprechender Erfahrung kaum einer computertomographischen Verifizierung bedarf, ist ein Tumor-Ausschluß insbesondere in den schwieriger zu beurteilenden Mediastinalregionen sonographisch nur unter Vorbehalten möglich. Bei unauffälligem röntgenologischem und sonographischem Befund muß deshalb die Entscheidung über die Notwendigkeit einer weiteren computertomographischen Abklärung in Abhängigkeit von der Klinik, von der Lokalisation des vermuteten Krankheitsherdes und von der Erfahrung des Untersuchers individuell getroffen werden.

5.1 Indikationsspektren und praktische Anwendungsbeispiele

Nach diesen allgemeinen Betrachtungen über die Stellung und Funktion der Sonographie in der bildgebenden Diagnostik des Mediastinums möchten wir im folgenden das Indikationsspektrum der mediastinalen Sonographie, so wie es sich aus der bisherigen klinischen Anwendung ergeben hat, vorstellen und mit Bildbeispielen erläutern. An Indikationen zu nennen sind:

1. Abklärung von unklaren röntgenologischen Thoraxbefunden;
2. Bestimmung der genauen Lage, Größe, Konsistenz und Morphologie von röntgenologisch nachgewiesenen Tumoren;
3. Staging und Restaging von Hodgkin- und Non-Hodgkin-Lymphomen;
4. Verlaufskontrolle von Tumoren unter Therapie;
5. weitere Abklärung von unklaren computertomographischen Befunden;
6. Beurteilung der entzündlichen oder neoplastischen Aktivität von Lymphknoten oder anderen mediastinalen Tumoren;
7. gehobene Screeninguntersuchung bei unauffälligen röntgenologischen Thoraxbefunden (Tumor-/Metastasensuche);
8. Führungshilfe für perkutane Biopsien von mediastinalen Tumoren.

5.1.1 Abklärung von unklaren röntgenologischen Thoraxbefunden

Die röntgenologische Diagnostik des Mediastinums stützt sich im wesentlichen auf die genaue Analyse der pleuromediastinalen Linien, die z. T. jedoch eine erhebliche Variationsbreite aufweisen (Blank u. Castellino 1972). Die Abgrenzung von subtilen, durch mediastinale Raumforderungen hervorgerufenen Konturänderungen gegenüber Normvarianten der pleuromediastinalen Umschlagsfalten bereitet nicht selten erhebliche differentialdiagnostische Probleme (Blank u. Castellino 1980). Noch innerhalb der Norm liegende mediastinale Konturänderungen können im speziellen Fall bereits einem pathologischen Substrat zugrunde liegen.

Die Indikation zur computertomographischen Abklärung von diskreten und unklaren Mediastinalbefunden wurde aus ver-

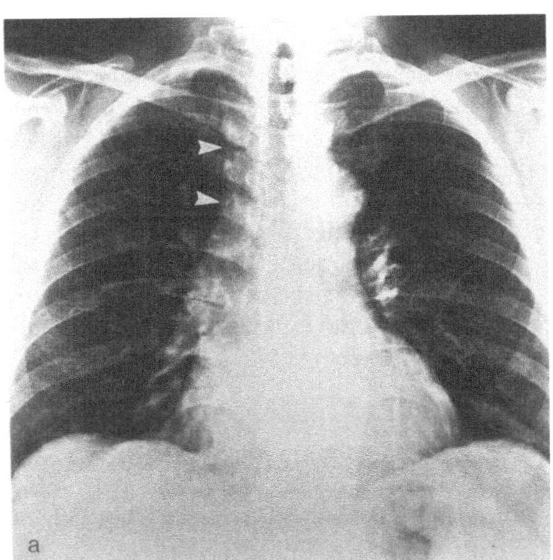

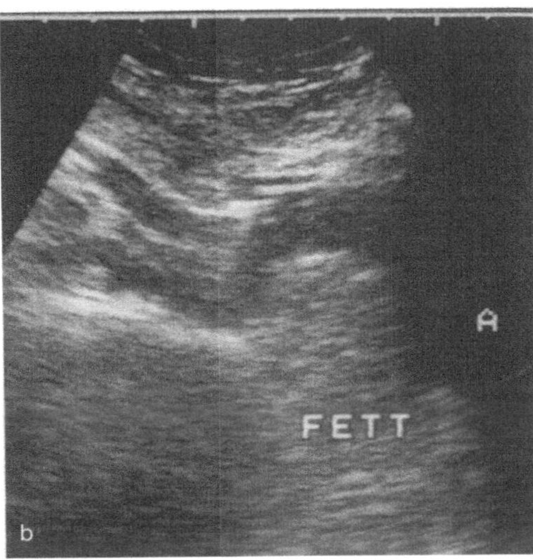

Abb. 76 a, b. 62jähriger Patient mit unklarer Verbreiterung des Mediastinums. **a** Die Thoraxübersichtsaufnahme zeigt eine Verbreiterung des oberen Mediastinums nach rechts (*Pfeile*) sowie eine erhöhte Dichte des Cavaschattens. **b** Das zur Abklärung dieses Befundes angefertigte suprasternale Sonogramm (halbsagittale Schnittführung) zeigt, daß die rechte Paratrachealregion nur durch eine vermehrte Fetteinlagerung verbreitert ist (Fett hat sonographische eine charakteristische aufgelockerte, homogenechoreiche Binnenstruktur!). Der röntgenologische Befund läßt sich in diesem Fall eindeutig auf eine Lipomatosis mediastinalis zurückführen. *A* Aorta ascendens

Abb. 77 a, b. 82jährige Patientin mit unklarer mediastinaler Raumforderung als präoperativem Zufallsbefund. **a** Auf der Thoraxübersichtsaufnahme erkennt man einen raumfordernden Prozeß im oberen Mediastinum rechts, der die laterale Mediastinalkontur erheblich vorwölbt (*Pfeile*). Die Raumforderung zeigt z. T. feinschollige Verkalkungen. **b** Das suprasternale Sonogramm (halbsagittale Schnittführung) zeigt eine erhebliche Elongation des Truncus brachiocephalicus (*TR, Pfeile*) und eine nach intrathorakal reichende Struma mit Verkalkungen (*A* Adenom), die auf der vorliegenden Aufnahme nur partiell erfaßt ist. Somit handelt es sich um eine gutartige, dem Alter der Patientin angemessene Veränderung, die keiner weiteren computertomographischen Abklärung bedarf. *A* Aorta ascendens

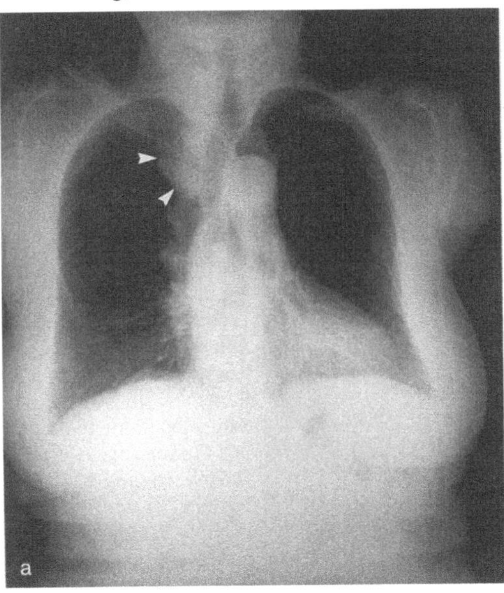

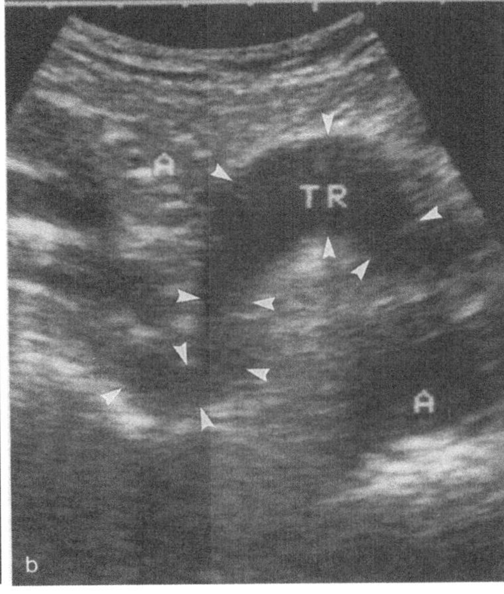

ständlichen Gründen bisher nur zögernd gestellt, während der Einsatz der Sonographie für derartige Fragestellungen wesentlich großzügiger gehandhabt werden könnte. Somit könnte der die Röntgendiagnostik belastende Interpretationsspielraum in der klinischen Routine durch die schnell verfügbare, ergänzende sonographische Untersuchung eingeengt werden.

Stellt sich bei röntgenologisch diskreten mediastinalen Konturalterationen die betreffende Mediastinalregion sonographisch bei guten Untersuchungsbedingungen unauffällig dar, so kann auf eine weitere Diagnostik verzichtet werden. Einige gutartige, die Mediastinalkontur alterierende Veränderungen – Lipomatosis mediastinalis, Gefäßvariationen oder Elongationen – können durch die sonographische Untersuchung eindeutig diagnostiziert werden. Bei der Lipomatosis mediastinalis sind die mediastinalen Kompartimente verbreitert und weisen ein für Fettgewebe typisches, homogen-echoreiches Reflexmuster auf (Abb. 76). Die im höheren Lebensalter auftretenden, z. T. sehr ausgeprägten Elongationen der supraaortalen Arterien, die auf der Thoraxübersichtsaufnahme einen Tumor vortäuschen können, sind mit der variablen sonographischen Schnittführung einfach zu diagnostizieren (Abb. 77). Auf die sonographische Diagnostik der mediastinalen Gefäßvariationen und -anomalien möchten wir nicht näher eingehen.

Durch den großzügigen Einsatz der Sonographie bei diskreten röntgenologischen Veränderungen werden nicht selten interes-

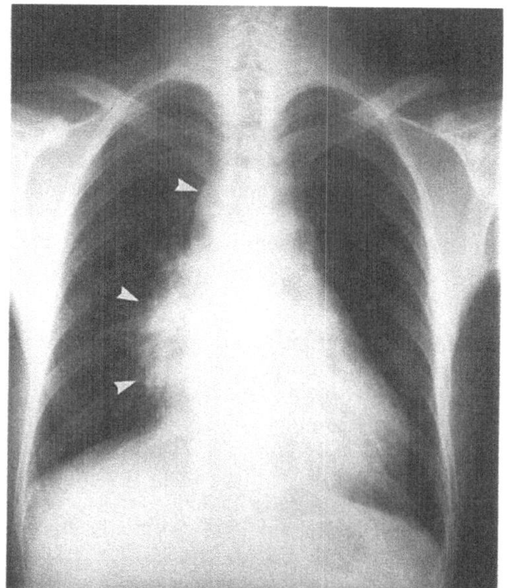

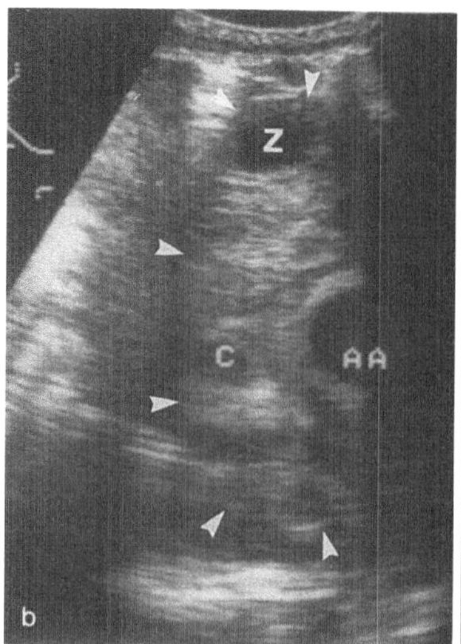

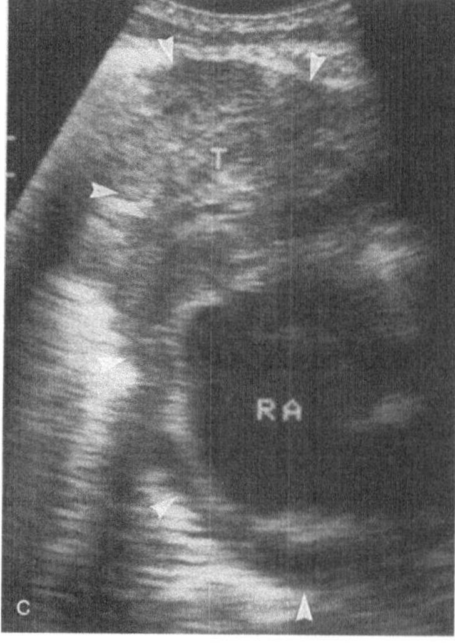

Abb. 78 a–c. 24jähriger Patient mit der klinischen Verdachtsdiagnose einer dilatativen Kardiomyopathie. **a** Auf der Thoraxübersichtsaufnahme erkennt man eine konzentrische Vergrößerung des Herzens mit verstrichener Herztaille. Die noduläre Verschattung rechts paratracheal (*oberer Pfeil*) wurde zunächst als gestaute V. azygos gedeutet. Die bizarre rechtslaterale Herzkontur (*untere Pfeile*) gab Anlaß zu einer weiteren sonographischen Abklärung. **b, c** Die beiden rechtsparasternalen Querschnitte zeigen, daß sowohl **b** die V. cava (*C*) und die Aorta ascendens (*AA*) als auch **c** das Herz – hier dargestellt der rechte Vorhof (*RA*) – von extrem echoreichem Tumorgewebe (*T, Pfeile*) umgeben sind. In seinen ventralen Anteilen zeigt der Tumor eine zystische Einschmelzung (*Z*). Die weitere bioptische Abklärung des Befundes ergab ein Liposarkom

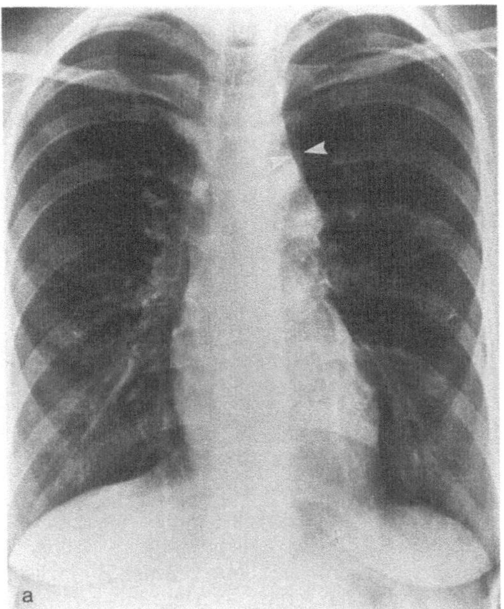

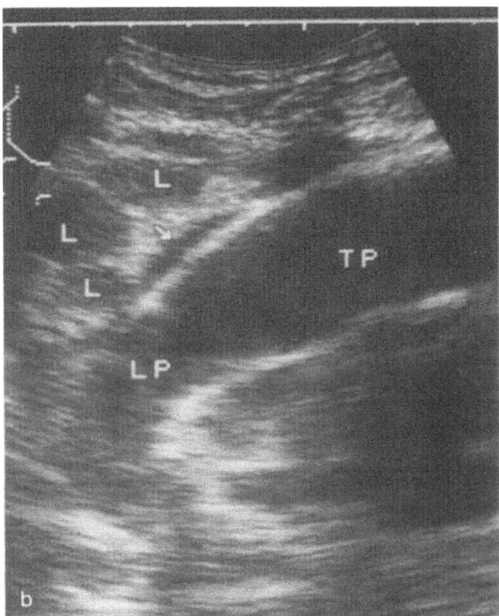

Abb. 79 a, b. 22jährige Patientin mit zervikalen und axillären Lymphknotenschwellungen. **a** Auf der Thoraxübersichtsaufnahme erkennt man eine Doppelkontur des Aortenknopfes (*Pfeile*) sowie eine diskrete Vorwölbung der aortopulmonalen Umschlagsfalte. **b** Das unmittelbar danach angefertigte Sonogramm (linksparasternaler Sagittalschnitt) zeigt ventral des Truncus pulmonalis (*TP*) und der linken Pulmonalarterie (*LP*) multiple prävaskuläre, echoarme Lymphome (*L*). Die periphere Lymphknotenbiopsie ergibt ein Hodgkin-Sarkom. *Pfeil* vorderer oberer Perikardrecessus

sante mediastinale Befunde aufgedeckt, die die Diagnostik erst in die richtigen Bahnen lenken. Einige Beispiele hierzu sind in Abb. 78 und 79 illustriert.

5.1.2 Bestimmung der genauen Lage, Größe, Konsistenz und Morphologie von röntgenologisch nachgewiesenen Tumoren

Wie bereits in Kapitel 3 ausführlich dargestellt, lassen sich die Lokalisation und Größe einer mediastinalen Raumforderung sonographisch wesentlich exakter bestimmen als mit der konventionellen Röntgendiagnostik. Besonders schwierig ist die genaue röntgenologische Zuordnung von im vorderen Mediastinum links gelegenen Raumforderungen, da sowohl prävaskuläre als auch im aortopulmonalen Fenster gelegene Tumoren nicht voneinander differenzierbare Konturänderungen des Aortenbogens hervorrufen (Blank u. Castellino 1980) (Abb. 79).

Die Größe einer mediastinalen Raumforderung läßt sich röntgenologisch nur grob nach dem Ausmaß der mediastinalen Konturvorwölbung abschätzen, während sie sonographisch exakt ausgemessen werden kann. Das in Abb. 80 illustrierte Beispiel zeigt, wie sehr man sich in der röntgenologischen Beurteilung der Tumorgröße verschätzen kann. Die genaue sonographische Größenbestimmung ist insbesondere bei Verlaufskontrollen von Tumoren unter Therapie von Vorteil (s. Kap. 4).

Eine Domäne der sonographischen Diagnostik ist die gute Differenzierung von zystischen und soliden Raumforderungen. Nach unseren bisherigen Erfahrungen kann die mediastinale Sonographie zuverlässig vaskuläre Prozesse (Abb. 81) von zystischen (Abb. 82 und 83) oder soliden Tumoren (entzündliche oder neoplastische Lymphknotenvergrößerungen, primäre Mediastinaltumoren) unterscheiden.

Außerdem liefern die sonographischen Tomogramme ein sehr differenziertes Bild

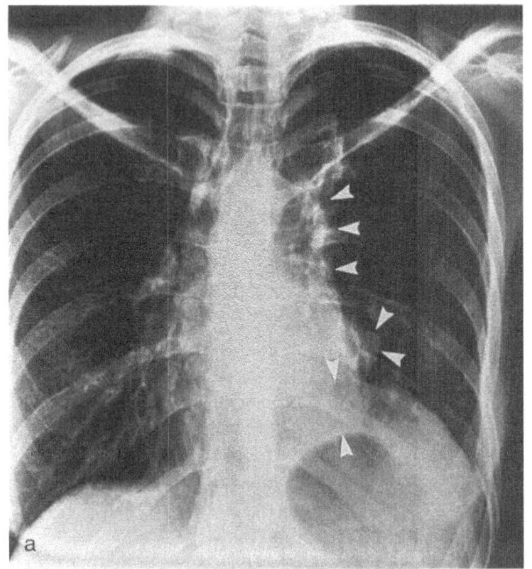

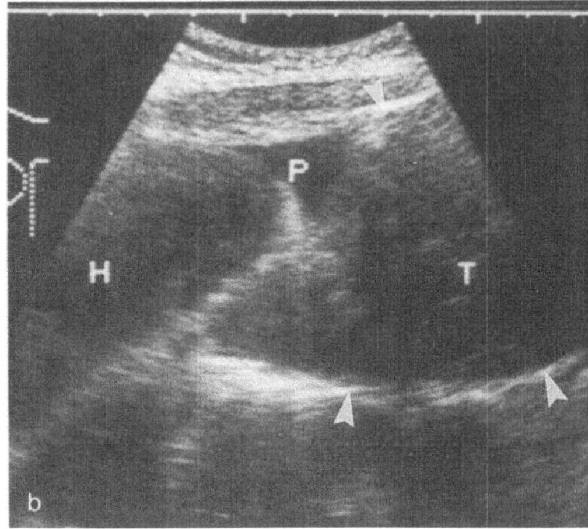

Abb. 80 a, b. 22jährige Patientin mit einem Rezidiv eines M. Hodgkin. **a** Die Thoraxübersichtsaufnahme 6 Monate nach Behandlung eines ersten Rezidivs zeigt neben ausgeprägten radiogenen Veränderungen eine Verdichtungsfigur im linken Lungenhilus (*Pfeile*) sowie eine umschriebene Vorwölbung der linken Herzkontur (*Pfeile*). Zusätzlich fallen ein Zwerchfellhochstand links (Phrenikusparese) und eine Distanzierung der Magenblase von der oberen Zwerchfellkontur (*Pfeile*) auf. **b** Das Sonogramm (linksparasternaler Querschnitt) zeigt ein ausgedehntes Tumorrezidiv von 6 × 8 cm (*T, Pfeile*) im linken kardiophrenischen Winkel. *H* Herz, *P* Perikardflüssigkeit

Abb. 81 a, b. 62jähriger Patient mit ätiologisch unklarer Raumforderung im oberen Mediastinum. **a** Die Thoraxübersichtsaufnahme des ambulanten Patienten zeigt als Zufallsbefund eine große Raumforderung im vorderen Mediastinum rechts. Der Aortenknopf wirkt nach links verlagert. **b** Das zur Abklärung dieses Befundes unmittelbar angefertigte Sonogramm (rechtsparasternaler Sagittalschnitt) zeigt ein ausgedehntes dissezierendes Aneurysma der Aorta ascendens (*AA*). Die Dissektionsmembran, die das wahre (*AA*) vom falschen Lumen (*FL*) trennt, ist durch Pfeile markiert. Der Patient wurde stationär aufgenommen und am nächsten Tag operiert.

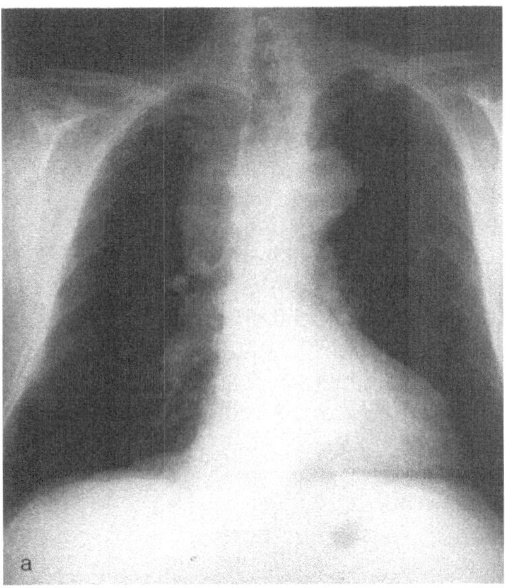

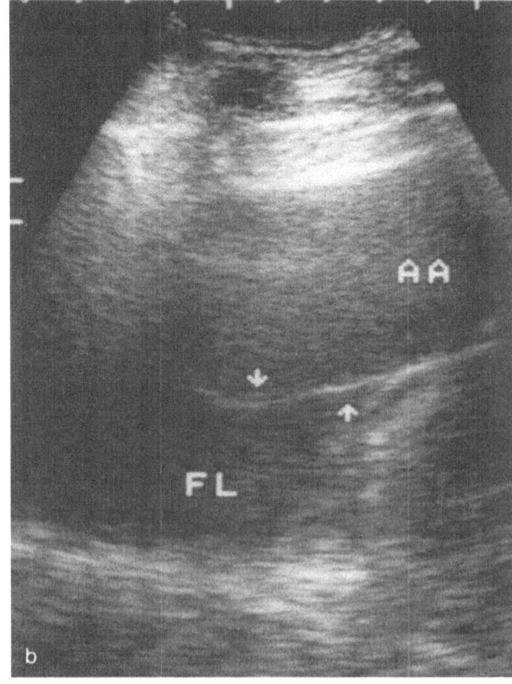

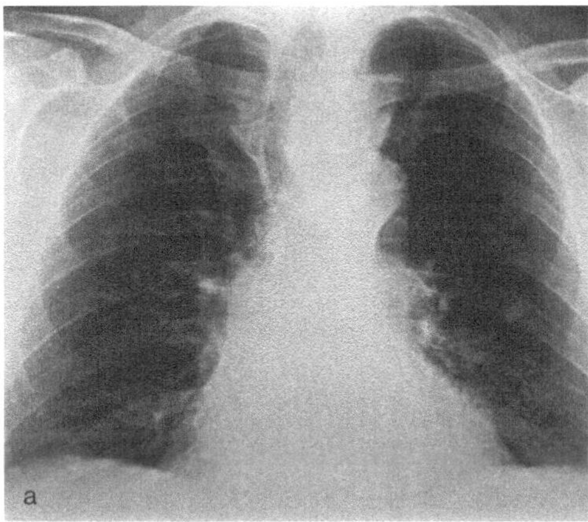

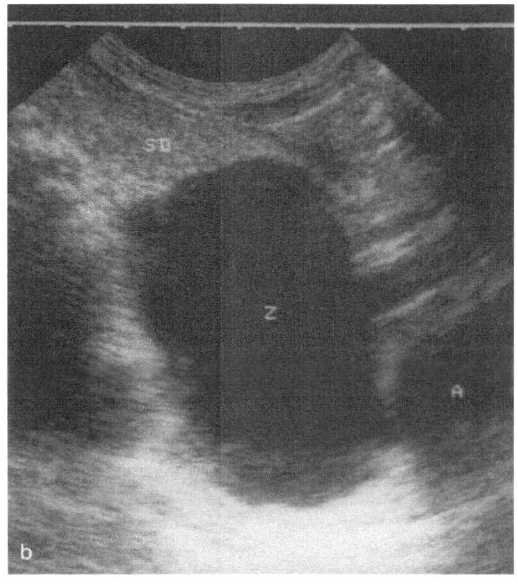

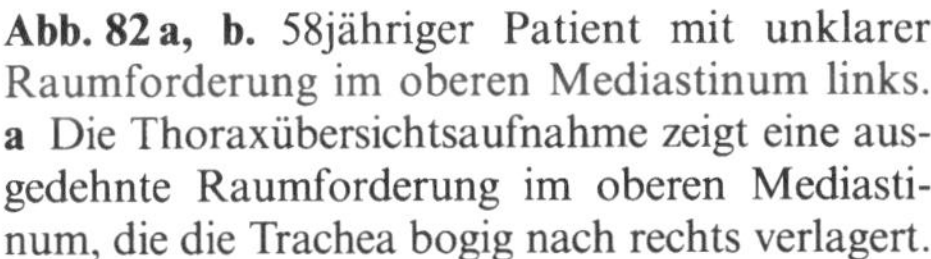

Abb. 82 a, b. 58jähriger Patient mit unklarer Raumforderung im oberen Mediastinum links. **a** Die Thoraxübersichtsaufnahme zeigt eine ausgedehnte Raumforderung im oberen Mediastinum, die die Trachea bogig nach rechts verlagert. **b** Auf dem suprasternalen Sonogramm (Sagittalschnitt) erkennt man eine große, zwischen unterem Schilddrüsenpol (*SD*) und Aortenbogen (*A*) gelegene Zyste (*Z*), die am ehesten als Schilddrüsenzyste einzustufen ist. Bei der evakuierenden ultraschallgeführten Feinnadelpunktion entleeren sich 80 ml klare, bernsteinfarbene Flüssigkeit. Durch die zytologische Untersuchung des Zentrifugates wird die Verdachtsdiagnose einer Schilddrüsenzyste bestätigt

Abb. 83 a–c. 28jähriger beschwerdefreier Patient mit wechselnd großer subkarinaler Raumforderung. **a** Auf der Thoraxübersichtsaufnahme erkennt man eine ausgedehnte, glatt begrenzte subkarinale Raumforderung (*Pfeile*). **b** Das Sonogramm (rechtsparasternaler Sagittalschnitt) zeigt eine zystische, zwischen rechter Pulmonalarterie (*P*) und linkem Vorhof (*LA*) gelegene Raumforderung (*Z*). Aufgrund der Lokalisation handelt es sich am ehesten um eine bronchogene Zyste. *AA* Aorta ascendens. **c** Das CT und die anschließend durchgeführte Operation bestätigen den Befund (s. S. 88)

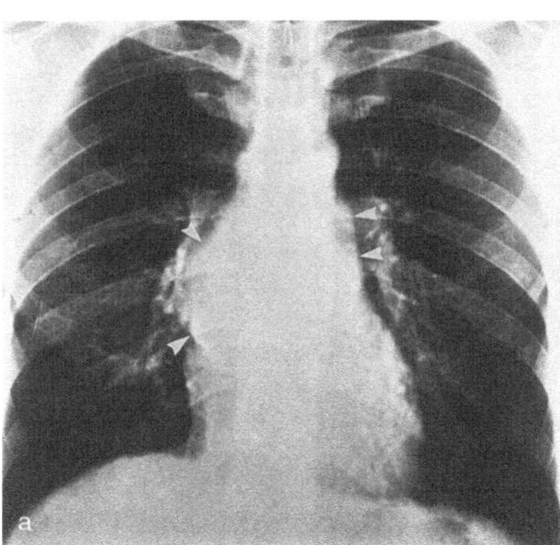

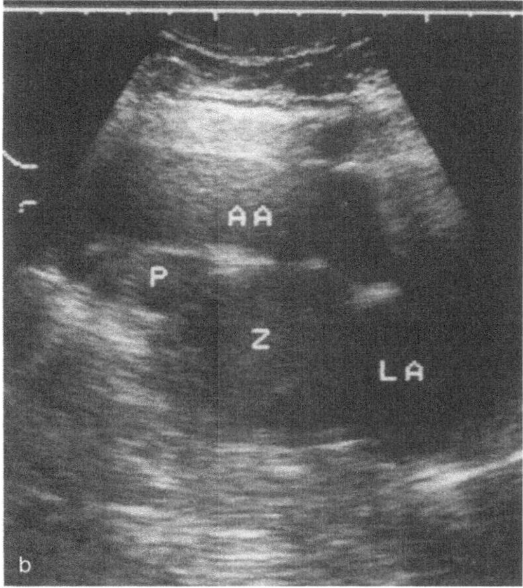

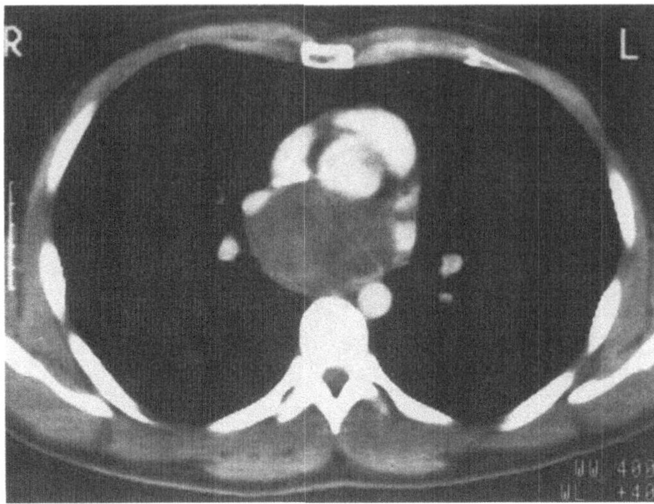

Abb. 83c

Abb. 84. 35jährige Patientin mit Ovarialkarzinom. Auf diesem suprasternalen Sonogramm (sagittale Schnittführung) erkennt man unmittelbar kranial der brachiozephalen Arterie (*BCA*) einen echoreichen Tumor (*Pfeile*) mit zentraler Einschmelzung (*E*). Dieser Befund spricht – auch ohne Kenntnis der Anamnese – am ehesten für einen karzinomatösen oder sarkomatösen Tumor. Bei den differentialdiagnostisch zu erwägenden Hodgkin- und Non-Hodgkin-Lymphomen werden zystische Einschmelzungen extrem selten beobachtet. Der Befund entspricht einer supraaortalen Lymphknotenmetastase des Ovarialkarzinoms

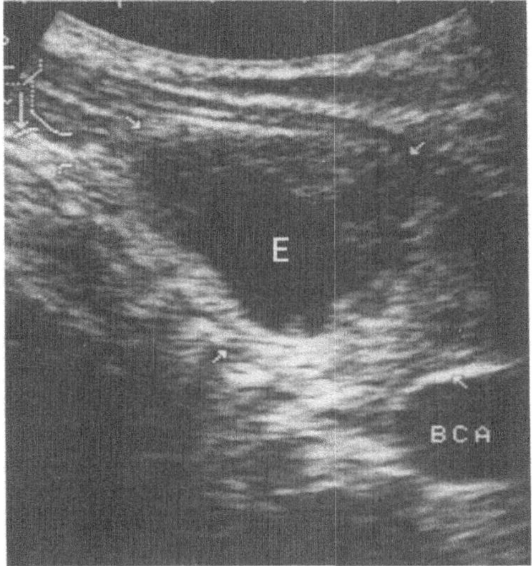

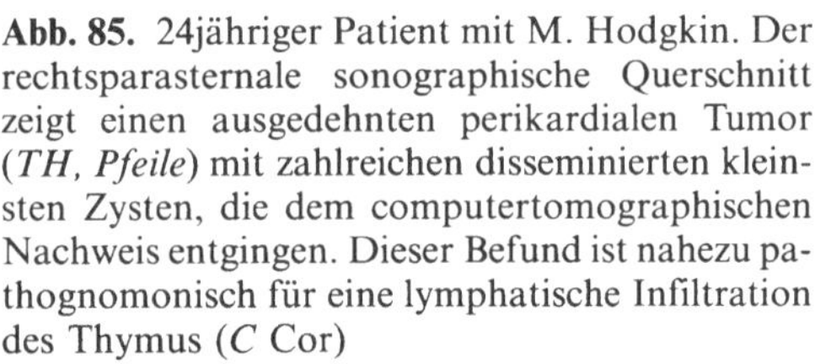
Abb. 85. 24jähriger Patient mit M. Hodgkin. Der rechtsparasternale sonographische Querschnitt zeigt einen ausgedehnten perikardialen Tumor (*TH*, *Pfeile*) mit zahlreichen disseminierten kleinsten Zysten, die dem computertomographischen Nachweis entgingen. Dieser Befund ist nahezu pathognomonisch für eine lymphatische Infiltration des Thymus (*C* Cor)

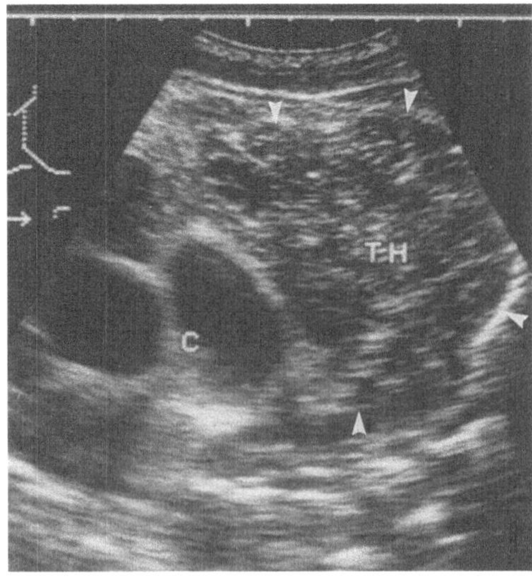

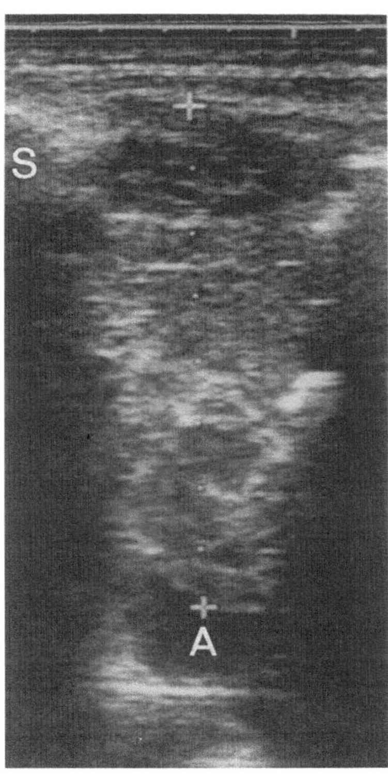

Abb. 86. 34jähriger Patient mit ausgedehntem Mediastinaltumor. Dieser linksparasternale Querschnitt zeigt einen ausgedehnten, bis zur Aorta descendens (*A*) reichenden, echoreichen Tumor (*Meßlinie*) mit einer nodulären Binnenstruktur. Dieses morphologische Bild ist recht typisch (jedoch nicht pathognomonisch!) für einen M. Hodgkin mit der Subklassifikation „noduläre Sklerose". *S* Sternum

von der internen Tumorarchitektur, was in Abb. 78 sowie Abb. 84–86 beispielhaft dargestellt ist. Die Frage, ob sich aus dem sonomorphologischen Bild von mediastinalen Tumoren differentialdiagnostische Kriterien ableiten lassen, die ähnlich wie in der Computertomographie artdiagnostisch richtungsweisend sein können, bleibt weiteren Untersuchungen vorbehalten. Zumindest bei den rein zystischen Mediastinaltumoren (bronchogene Zysten, Perikardzysten; s. Abb. 83) und bei der retrosternalen Struma (Abb. 87) kann die Sonographie bereits eine artdiagnostische Aussage treffen.

Abb. 87 a, b. 35jährige Patientin mit Non-Hodgkin-Lymphom. **a** Die Thoraxübersichtsaufnahme im Rahmen des Stagings zeigt eine ausgedehnte paratracheale Raumforderung, die die Trachea bogig nach links verlagert. Der röntgenologische Befund wurde zunächst als mediastinales Lymphom eingestuft. **b** Das Sonogramm (suprasternaler halbsagittaler Schnitt) zeigt jedoch eine extrem echoreiche, vom unteren Schilddrüsenpol ausgehende, weit in die rechte Paratrachealregion reichende Raumforderung (*T, Pfeile*). Da Non-Hodgkin-Lymphome in der Regel ein echoärmeres Reflexmuster aufweisen, wurde die Verdachtsdiagnose einer intrathorakalen Struma gestellt und durch eine Feinnadelbiopsie bestätigt. *TR* Truncus brachiocephalicus, *A* Aortenbogen (quer angeschnitten)

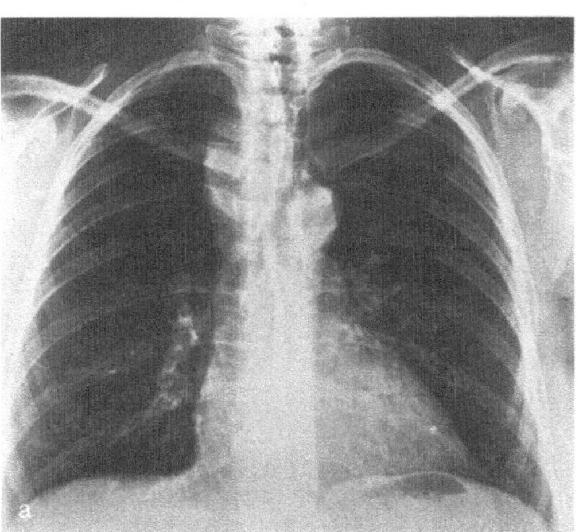

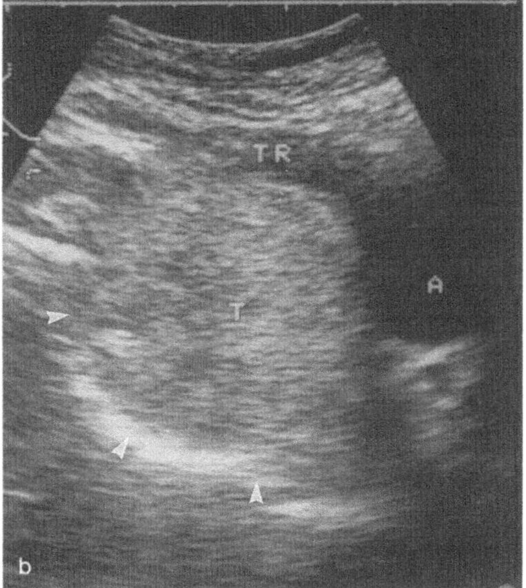

5.1.3 Staging und Restaging von Hodgkin- und Non-Hodgkin-Lymphomen

Ein wesentliches Anwendungsgebiet der mediastinalen Sonographie sehen wir im Staging und Restaging von Hodgkin- und Non-Hodgkin-Lymphomen. Wegen des geringen Durchschnittsalters der Patienten ergaben sich in unserem Kollektiv optimale sonographische Untersuchungsbedingungen, die sich positiv auf die diagnostische Effizienz der mediastinalen Sonographie auswirkten.

Bei der Erstmanifestation eines M. Hodgkin sind die mediastinalen Lymphknotengruppen bereits bei mehr als 85% der Patienten betroffen (Castellino 1986; Filly et al. 1976). Im Staging der intrathorakalen Manifestation hat sich die Computertomographie wegen der höheren Sensitivität und Spezifität in den letzten Jahren zunehmend gegenüber der konventionellen Röntgendiagnostik durchgesetzt. Nach Castellino et al. (1986) ist die CT-Untersuchung des Mediastinums insbesondere bei röntgenologisch unauffälligen Patienten von Bedeutung, da bei etwa einem Drittel dieser Patienten computertomographisch schließlich doch eine mediastinale Lymphommanifestation nachzuweisen ist.

Diese Aufgabe könnte von der mediastinalen Sonographie partiell übernommen werden. Untersuchungen über das Lymphomverteilungsmuster bei M. Hodgkin haben gezeigt, daß bei einer intrathorakalen Manifestation die sonographisch besonders gut beurteilbaren paratrachealen und prävaskulären Lymphknoten in 98% der Fälle entweder allein oder in Kombination mit anderen intrathorakalen Lymphknotenstationen betroffen sind (Castellino et al. 1986). In der CT-Studie von Castellino et al. (1986) konnte nur bei 3 (2%) von 173 Patienten mit intrathorakaler Erstmanifestation eines M. Hodgkin eine isolierte Beteiligung einer anderen mediastinalen Lymphknotenstation (zweimal subkarinal, einmal paravertebral) nachgewiesen werden.

Unter Berücksichtigung dieses auch von anderen Autoren (Rostock et al. 1983; Filly 1976) beschriebenen Verteilungsmuster könnte die Sonographie die Suche nach röntgenologisch okkulten mediastinalen Lymphomen weitgehend übernehmen. In unserer vergleichenden Studie (Kap. 3) wurde bei Patienten mit einer Erstmanifestation eines M. Hodgkin ($n = 31$) sonographisch keine einzige mediastinale Lymphommanifestation ($n = 24$) übersehen. Demgegenüber war die Thoraxübersichtsaufnahme bei 9 (37%) von 24 Patienten mit mediastinaler Lymphommanifestation völlig unauffällig.

Ein negativer sonographischer Befund schließt allerdings eine intrathorakale Manifestation wegen der oben beschriebenen Möglichkeit der seltenen isolierten Beteiligung einer sonographisch nicht einsehbaren Lymphknotenstation nicht mit letzter Sicherheit aus, so daß diese Patienten bei entsprechender therapeutischer Relevanz weiterhin einer computertomographischen Abklärung zugeführt werden müssen (Castellino et al. 1986). Auch bei einer vorgesehenen Strahlentherapie ist die computertomographische Untersuchung wegen der vollständigen Erfassung sämtlicher mediastinaler Lymphknotenstationen sowie einer hilären, pulmonalen oder pleuralen Beteiligung für eine exakte Bestrahlungsplanung unverzichtbar (Rostock et al. 1982, 1983; Meyer et al. 1984; Castellino et al. 1986).

Bei der Erstmanifestation eines Non-Hodgkin-Lymphoms sind die mediastinalen Lymphknotengruppen nur in 46% der Fälle betroffen (Filly et al. 1976). Bei der Staginguntersuchung ist zu beachten, daß sich das mediastinale Lymphomverteilungsmuster der Non-Hodgkin-Lymphome deutlich gegenüber dem Verteilungsmuster der Hodgkin-Lymphome unterscheidet. Bei Non-Hodgkin-Lymphomen ist häufig (40%) nur eine mediastinale Lymphknotenstation isoliert betroffen, was beim M. Hodgkin extrem selten zu beobachten ist (Filly et al. 1976). Da bei Non-Hodgkin-Lymphomen auch ein isolierter Befall der paravertebral und im hinteren Mediastinum gelegenen Lymphknotenstationen vorkommen kann (Filly et al. 1976), muß die diagnostische Aussage eines negativen röntgenologischen und sonographischen Befundes wesentlich vorsichtiger bewertet werden als bei Patienten mit M. Hodgkin. In diesem Zusammenhang möchten wir jedoch darauf hinweisen, daß ein exaktes thorakales Staging bei Non-Hodgkin-Lymphomen wegen des häufig fortgeschritteneren Stadiums (Stadium III und IV) von geringer therapeutischer Relevanz ist (Khoury et al. 1986). In unserer vergleichenden Studie (Kap. 3) wurde bei Patienten mit primär diagnostiziertem Non-Hodgkin-Lymphom (n = 17) sonographisch keine einzige mediastinale Lymphommanifestation (n = 11) übersehen. Die röntgenologische Sensitivität betrug in dieser Patientengruppe demgegenüber nur 82% (9 von 11 Patienten).

Die Sonographie kann weiterhin zur Abklärung von röntgenologisch fraglichen Mediastinalbefunden und zur Aufdeckung von benignen Veränderungen (Lipomatosis mediastinalis, elongierte Gefäße etc.), die eine intrathorakale Lymphommanifestation vortäuschen und damit eine fehlerhafte Stadiumeinteilung induzieren können, herangezogen werden (Castellino et al. 1986; Khoury et al. 1986).

Eine wichtige Funktion könnte die mediastinale Sonographie in der Nachsorge und im Restaging von Hodgkin- und Non-Hodgkin-Lymphomen übernehmen (s. Kap. 4). In der Nachsorge von Lymphompatienten wurde zur Beurteilung des Mediastinums bisher ausschließlich die Thoraxübersichtsaufnahme eingesetzt, während die Computertomographie nur gezielt bei klinischem oder röntgenologischem Rezidivverdacht angefordert wurde (Castellino 1986; North et al. 1987). Die röntgenologische Beurteilung des Mediastinums kann nach einer Strahlentherapie erheblich beeinträchtigt sein. Die strahlenfibrotischen Veränderungen des Mediastinums und des benachbarten Lungenparenchyms führen nicht selten zu einer Verziehung oder Maskierung der für die röntgendiagnostische Beurteilung so entscheidenden pleuromediastinalen Linien (North et al. 1987). Ein weiteres röntgendiagnostisches Problem stellt die nach Bestrahlung größerer Mediastinaltumoren gelegentlich verbleibende residuale Verbreiterung des Mediastinums dar (North et al. 1987; Castellino 1986). Auch in diesen Fällen sind die physiologischen Konturen des Mediastinums, an denen sich die konventionelle Röntgendiagnostik hauptsächlich orientiert, aufgehoben. Außerdem machen sich Rezidivtumoren in dem verbreiterten Mediastinalschatten erst wesentlich später durch Alterationen der lateralen Kontur bemerkbar. In diesen speziellen Situationen könnte die mediastinale Sonographie mit der direkten Darstellung des Mediastinalinhaltes und dem zusätzlichen, „qualitativen" Kriterium der Echodichte

Abb. 88 a, b. 32jähriger Patient mit M. Hodgkin. **a** Auf der Thoraxübersichtsaufnahme 12 Monate nach Abschluß der Strahlentherapie erkennt man eine ausgeprägte Strahlenfibrose, die die röntgenologische Beurteilung des Mediastinums erheblich beeinträchtigt. **b** Bei der ergänzend durchgeführten Sonographie sind die mediastinalen Kompartimente weithin gut beurteilbar. Auf diesem linksparasternalen Sagittalschnitt erkennt man ventral der Aorta ascendens (*AA*) zungenförmig konfiguriertes, extrem echoreiches Restthymusgewebe (*Pfeile*). *P* vorderer Perikardrecessus, *P* rechte Pulmonalarterie

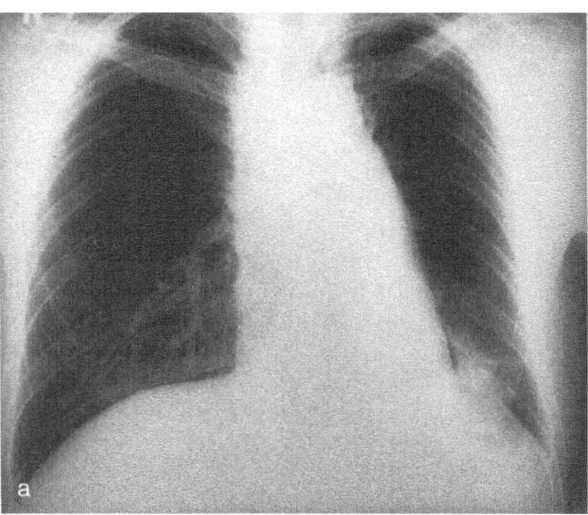

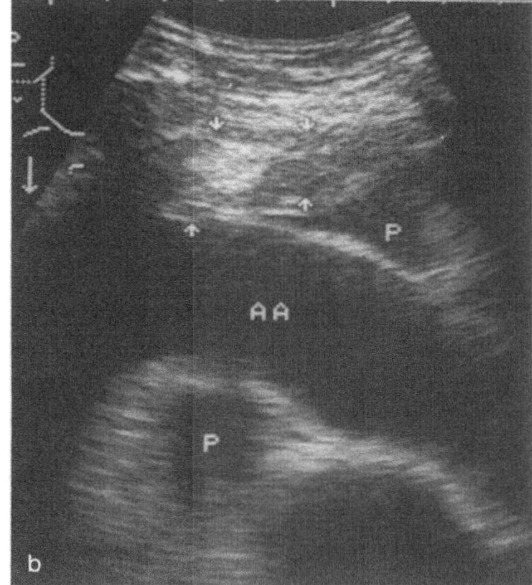

einen entscheidenen Beitrag zur Früherkennung des Lymphomrezidivs liefern (Abb. 88), das insbesondere nach Bestrahlung von großen Mediastinaltumoren in einer Häufigkeit von bis zu 50% zu beobachten ist (Mauch et al. 1978; Thar et al. 1979; Prosnitz et al. 1980; Rostock et al. 1982, 1983; Anderson et al. 1985; North et al. 1987) (s. Kap. 4).

Die Sonographie kann weiterhin zur Untersuchung von röntgenologisch schwierig zu beurteilenden Mediastinalregionen (Supra-aortalregion, Prävaskularregion, Perikardialregion) herangezogen werden. Nach Bestrahlung eines M. Hodgkin treten die häufigsten marginalen Rezidive im linken kardiophrenischen Winkel auf (Rostock et al. 1983), der röntgendiagnostisch besonders schwierig zu beurteilen ist (Rostock et al. 1983; Meyer et al. 1985; Vock u. Hodler 1986). In einer Studie von Meyer et al. (1985) entgingen 4 von 7 computertomographisch beschriebenen Rezidiven im kardiophrenischen Winkel dem röntgenologischen Nachweis. Hierdurch verzögerte sich die Diagnose des Rezidivs um 6–24 Monate. In den übrigen 3 Fällen waren die röntgenologischen Veränderungen im kardiophrenischen Winkel so diskret, daß die Indikation zur computertomographischen Abklärung erst mit einer Verzögerung von 6–12 Monaten gestellt wurde. Gerade in der Früherkennung dieser Tumorrezidive könnte die Sonographie einen wichtigen Beitrag liefern, da die kardiophrenischen Winkel der sonographischen Untersuchung besonders gut zugänglich sind (s. Kap. 3 und Abb. 80).

Die Frage, ob man die mediastinale Sonographie generell als Screeninguntersuchung in die Routinenachsorge von Hodgkin- und Non-Hodgkin-Lymphomen einbeziehen sollte, läßt sich wegen der begrenzten Erfahrung zur Zeit noch nicht beantworten. Zumindest ist der gezielte Einsatz der mediastinalen Sonographie bei Patienten mit einem erhöhten Rezidivrisiko (vormals großer Mediastinaltumor) oder nur eingeschränkt beurteilbaren Thoraxübersichtsaufnahmen (Strahlenfibrose, residuale Mediastinalverbreiterung) nach unseren bisherigen Erfahrungen sehr zu befürworten (s. Kap. 4).

5.1.4 Sonographische Verlaufskontrolle von mediastinalen Tumoren unter Therapie

In der Verlaufsbeurteilung von mediastinalen Tumoren unter Therapie kann die mediastinale Sonographie nach den in Kapitel 4 mitgeteilten Ergebnissen einen besonders wertvollen Beitrag leisten. Die therapeutische Ansprechrate von mediastinalen Lymphomen kann sehr exakt durch ihr sonographisches Verhaltensmuster wiederge-

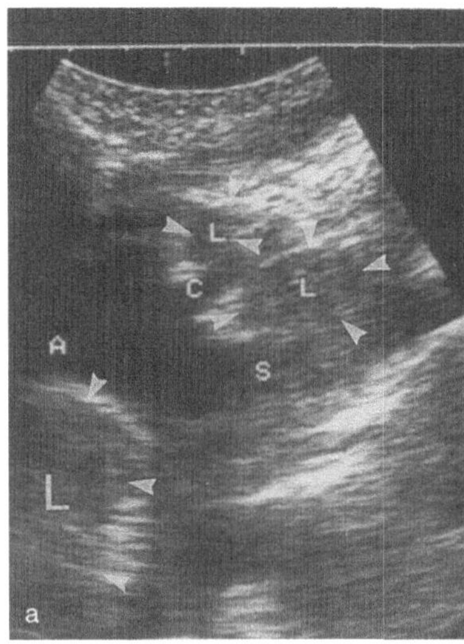

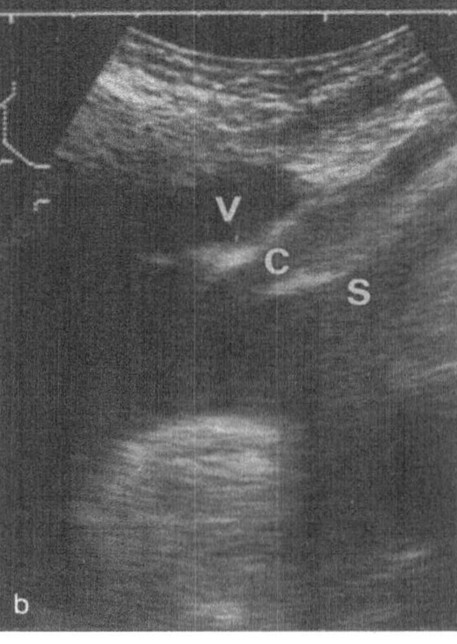

Abb. 89 a, b. 25jähriger Patient mit malignem Hodenteratom. **a** Auf dem initialen Sonogramm (suprasternale halbsagittale Schnittführung) sind multiple echoarme supraaortale Lymphknotenmetastasen (*L, Pfeile*) erkennbar. Das aortopulmonale Fenster ist von einem großen echoarmen Lymphknotentumor (*großes L, Pfeile*) vollständig ausgefüllt. **b** Nach Abschluß der Therapie stellen sich die Supraaortalregion und das aortopulmonale Fenster sonographisch unauffällig dar (normales echoreiches mediastinales Bindegewebe). *A* Aorta, *C* linke A. carotis, *S* linke A. subclavia, *V* linke V. anonyma

Abb. 90 a–d. 49jähriger Patient mit Ösophaguskarzinom. **a** Das initiale CT zeigt eine erhebliche Wandverdickung des Ösophagus mit einem ventral und retrotracheal gelegenen Tumoranteil (*Pfeile*). Die Trachea wird durch den Tumor deutlich nach rechts verlagert. **b** Nach Abschluß der Chemotherapie hat sich der Tumor weitgehend zurückgebildet. (Endoskopisch war kein Resttumorgewebe mehr nachweisbar.) Das ventral des Ösophagus gelegene Bindegewebe ist noch verdichtet (*Pfeile*). Eine eindeutige Zuordnung dieses Restbefundes (Narbe oder noch vitales Tumorgewebe?) ist computertomographisch nicht möglich. **c** Das initiale Sonogramm (suprasternaler Sagittalschnitt) zeigt den im Längsschnitt dargestellten Ösophagustumor (*OE*) mit einer echoarmen Wandverdikkung (*Pfeile*) und einem zentralen bandförmigen, echoreichen Mukosareflex. Ventral des Ösophagus ist ein echoarmer Lymphknotentumor (*LK, Pfeile*) erkennbar. **d** Das Sonogramm nach Abschluß der Chemotherapie zeigt noch einen echoarmen (vitalen!) nodulären Restbefund (*LK, Pfeile*) sowie eine echoarme Struktur der Ösophaguswand (*Pfeile*). *SD* unterer linker Schilddrüsenpol

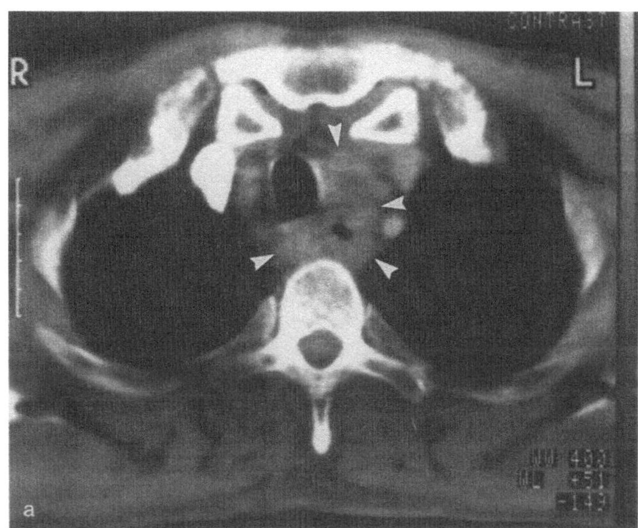

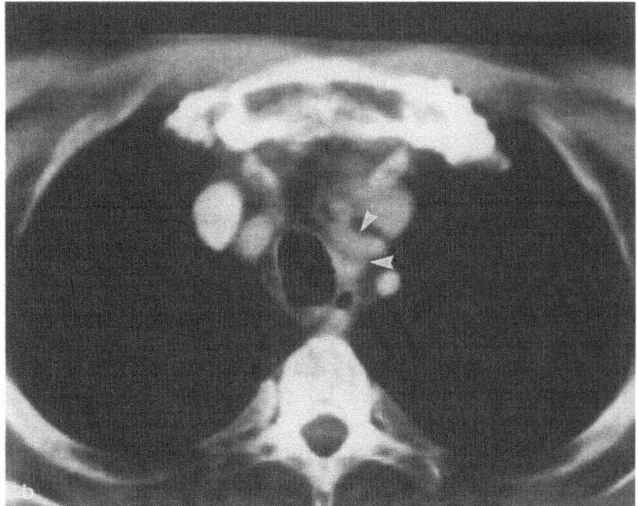

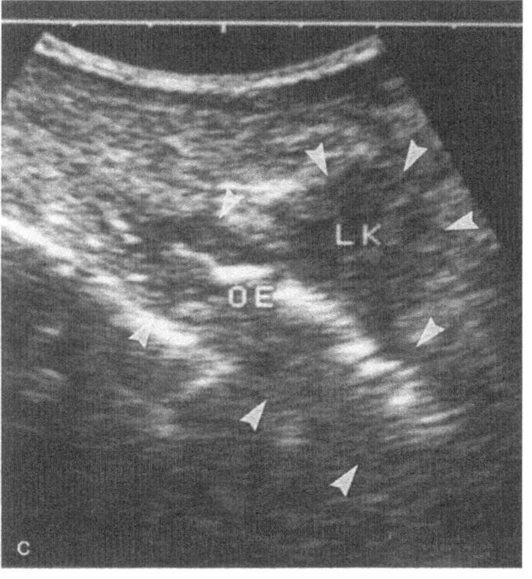

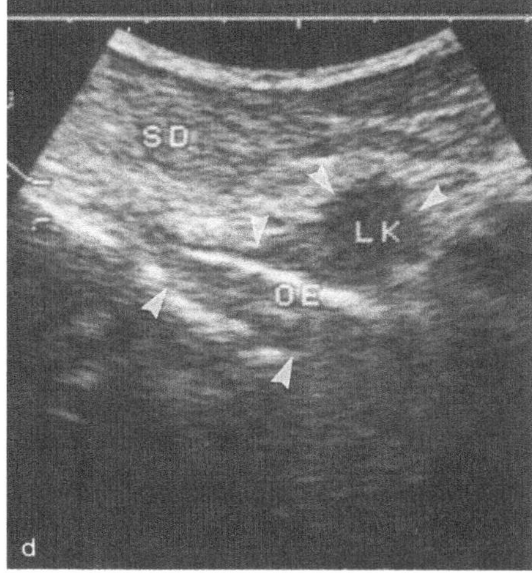

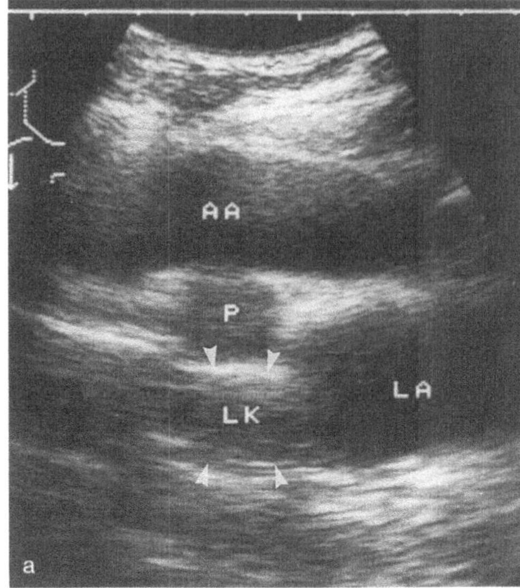

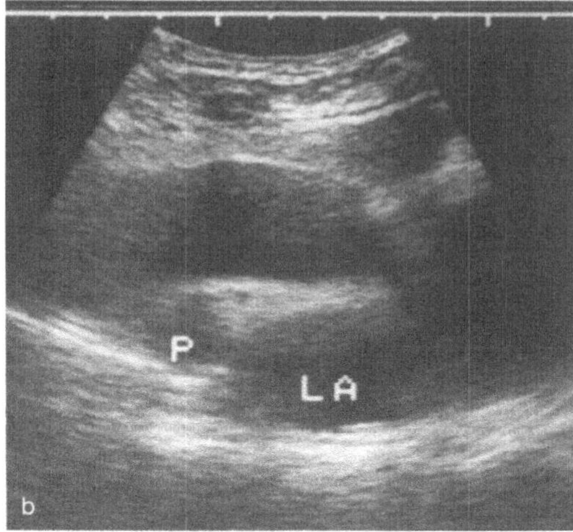

Abb. 91 a, b. 24jährige Patientin mit M. Boeck. **a** Das initiale Sonogramm (linksparasternaler Sagittalschnitt) zeigt einen vergrößerten echoarmen subkarinalen Lymphknoten (*LK*) von 2 cm Durchmesser. *AA* Aorta ascendens, *P* rechte Pulmonalarterie, *LA* linker Vorhof. **b** Nach 6monatiger Kortisontherapie ist der subkarinale Lymphknoten sonographisch nicht mehr nachweisbar.

geben werden. Im Response-Monitoring von mediastinalen Lymphomen ist die Sonographie der Röntgendiagnostik eindeutig überlegen. Aber selbst gegenüber der etablierten Computertomographie besitzt die Sonographie einige diagnostische Vorteile, da sie aufgrund des zusätzlichen, qualitativen Kriteriums der Echodichte recht zuverlässig zwischen echoreichem, normalem Lymphknoten- oder Narbengewebe und echoarmem, reaktiviertem oder noch aktivem Lymphomgewebe unterscheiden kann.

Über das sonographische Verhaltensmuster von anderen neoplastischen und entzündlichen Mediastinaltumoren unter Therapie liegen noch keine ausreichenden Erfahrungen vor. Nach ersten Ergebnissen fanden sich keine grundlegenden Unterschiede gegenüber den Verhaltensmustern von mediastinalen Lymphomen, so daß die Sonographie offensichtlich auch bei Karzinommetastasen und primären Mediastinaltumoren (Abb. 89 und 90) sowie bei entzündlichen Lymphknotenerkrankungen (Abb. 91) sehr effektiv zur Beurteilung der therapeutischen Ansprechrate herangezogen werden kann.

Der diagnostische Stellenwert, den die Sonographie in der radiologischen Verlaufskontrolle von mediastinalen Lymphomen einnehmen könnte, wurde bereits in Kapitel 4 skizziert.

5.1.5 Weitere Abklärung von unklaren computertomographischen Befunden

Bei schwierig interpretierbaren computertomographischen Befunden kann die ergänzende sonographische Untersuchung in speziellen Fällen diagnostisch weiterführende Zusatzinformationen liefern:

1. Ergänzende Beurteilung von computertomographisch generell schwierig beurteilbaren Mediastinalregionen (Supraaortalregion, kardiophrenischer Winkel, Mammariastrang).
2. Konsistenzbestimmung von mediastinalen Raumforderungen mit computertomographisch grenzwertigen Dichtewerten.
3. Identifizierung von kleinen entzündlich oder neoplastisch veränderten mediastinalen Lymphknoten unter 1 cm Durchmesser.

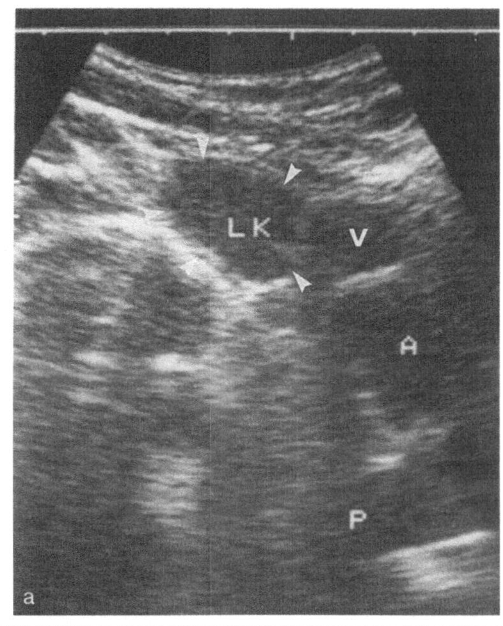

Abb. 92 a, b. 22jährige Patientin mit M. Hodgkin. **a** Das suprasternale Sonogramm (halbsagittale Schnittführung) zeigt ein 2,7 × 1,8 cm großes echoarmes Lymphom (*LK, Pfeile*) in der rechten Paratrachealregion. *A* Aorta, *P* rechte Pulmonalarterie, *V* linke V. anonyma. **b** Die korrespondierenden CT-Schnitte zeigen lediglich auf der *3. Aufnahme* ein eindeutig abgrenzbares paratracheales Lymphom (*Pfeil*) von weniger als 1 cm Durchmesser. Der größte Anteil des Lymphoms wird auf der darüberliegenden Schicht (*2. Aufnahme*) durch die linke V. anonyma maskiert (*Pfeile*). Wegen der geringen Größe des lediglich auf der 3. Aufnahme sicher abgrenzbaren Lymphoms wurde dieses CT als unauffällig bewertet

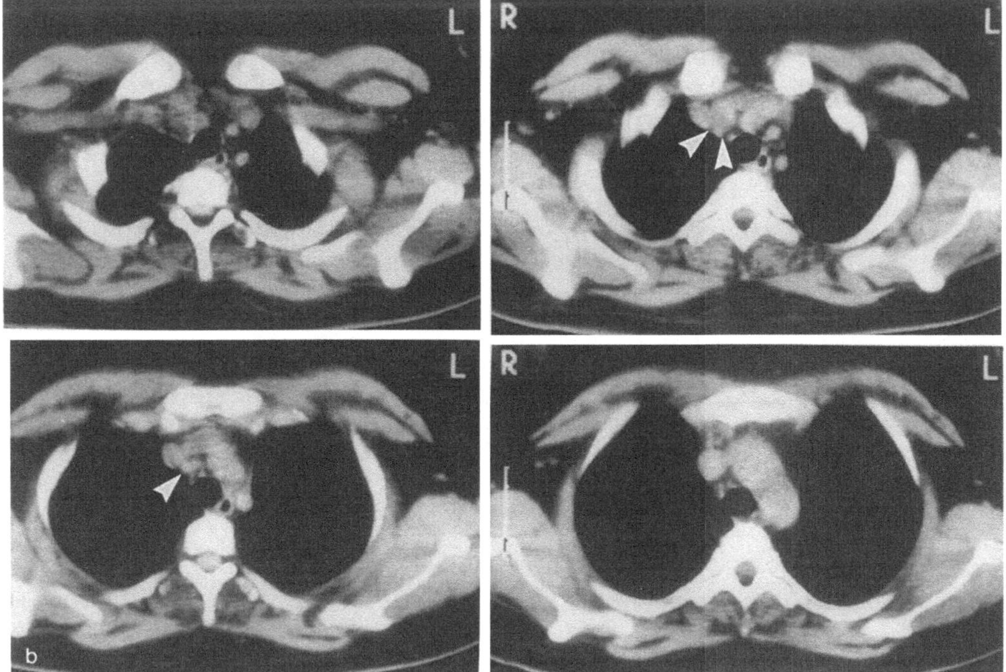

4. Beurteilung der entzündlichen oder neoplastischen Aktivität von Lymphknoten oder anderen mediastinalen Raumforderungen.

Dies gilt insbesondere für einzelne Mediastinalregionen, deren computertomographische Beurteilung generell erschwert ist; hierzu zählt die Supraaortalregion, die besonders bei schlanken Patienten wegen der zahlreichen, auf engstem Raum zusammengedrängten Gefäßanschnitte immer wieder diagnostische Probleme bereitet (Abb. 92). Gerade in dieser Region besitzt die Sonographie nach unseren Erfahrungen deutliche Vorteile, da sie zuverlässig Gefäße von kleineren soliden Tumoren differenzieren kann.

Die computertomographische Beurteilung des aortopulmonalen Fensters kann in Einzelfällen wegen der strengen axialen Schnittführung außerordentlich schwierig sein. Aufgrund des Partialvolumeneffektes können partiell angeschnittene Gefäße (Aortenbogen, Pulmonalarterie) als Tumor fehlinterpretiert werden (Webb et al. 1984; Glazer HS et al. 1984). Diagnostische Probleme ergeben sich insbesondere bei kleinen Tumoren, die sich computertomographisch nur schwierig von den eng benachbarten Gefäßen abgrenzen lassen. Die Vorteile der Sonographie ergeben sich in dieser Region durch die andere, halbsagittale oder koronare Schnittführung, die die oben beschriebenen Probleme des Partialvolumeneffektes eliminiert (Abb. 93).

Weitere computertomographisch schwierig zu beurteilende Regionen sind die kardiophrenischen Winkel und die vordere Thoraxwand. Kleinere Tumoren im kardiophrenischen Winkel können durch Bewegungsartefakte infolge kardialer Pulsationen oder geringer Zwerchfellbewegungen überdeckt und somit computertomographisch übersehen werden. Bei schlanken Patienten kann die Abgrenzung der kardiophrenischen Lymphknoten von umgebendem fettarmem Gewebe erheblich beeinträchtigt sein (Abb. 94). Gelegentlich zeigen neoplastisch-lymphatisch infiltrierte Lymphknoten eine sehr schnelle und intensive Kontrastmittelanreicherung, so daß sie bezüglich des Kontrastmittelverhaltens als Gefäße fehlinterpretiert werden können (s.

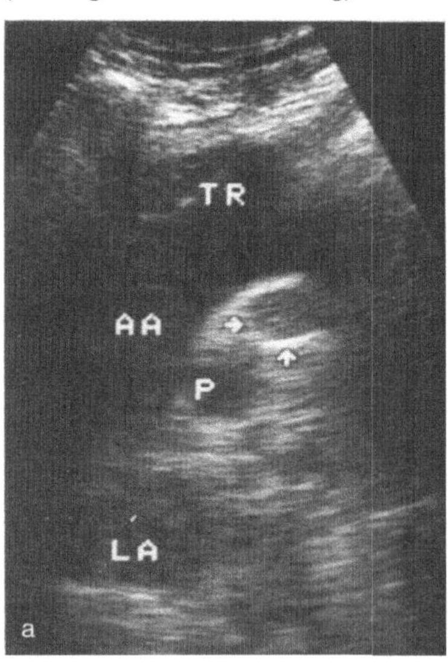

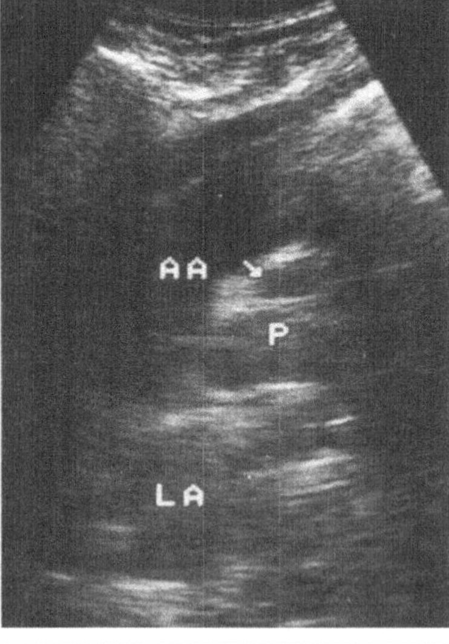

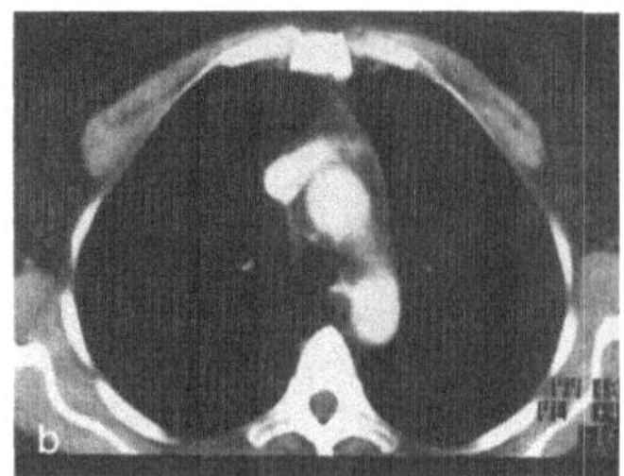

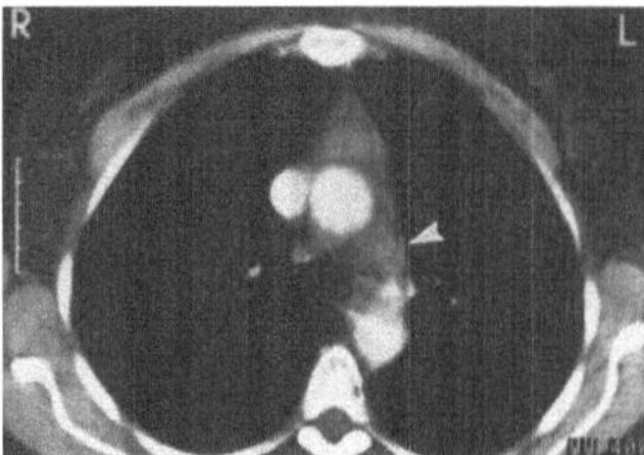

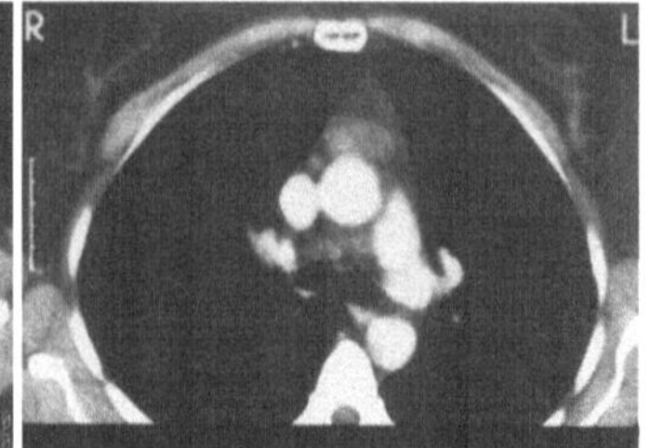

Abb. 93 a, b. 39jährige Patientin mit M. Hodgkin. **a** Auf den beiden suprasternalen Sonogrammen (halbsagittale Schnittführung) erkennt man ein von der Pulmonalarterie (*P*) gut abgrenzbares echoarmes Lymphom (*Pfeile*) von 1,8 cm Durchmesser. *AA* Aorta ascendens, *LA* linker Vorhof, *TR* Truncus brachiocephalicus. **b** Computertomographisch wurde die auf dem *2. Tomogramm* erkennbare unscharf begrenzte Läsion (*Pfeil*) für den partiell angeschnittenen Truncus pulmonalis gehalten. Tatsächlich handelt es sich jedoch hierbei um das sonographisch dargestellte echoarme Lymphom

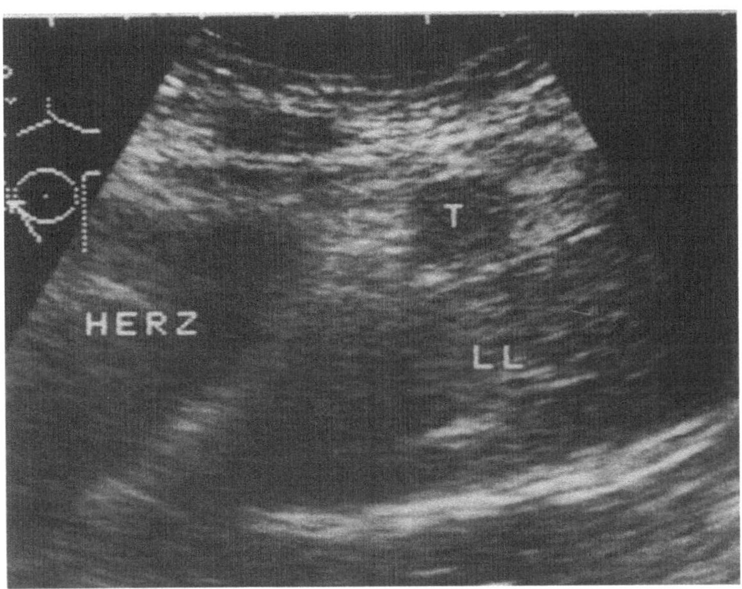

Abb. 94. Auf diesem linksparasternalen Sagittalschnitt einer Patientin mit M. Hodgkin erkennt man ein kleines echogenes Lymphom (*T*) im linken kardiophrenischen Winkel, das computertomographisch kaum vom umgebenden Bindegewebe abzugrenzen war (*LL* linker Leberlappen)

Abb. 58). In allen vorausgehend beschriebenen Situationen kann die Sonographie nach unseren Erfahrungen wesentliche diagnostische Zusatzinformationen liefern. Die sonographische Beurteilung der kardiophrenischen Winkel wird nicht durch die Herzpulsationen beeinträchtigt. Die mediastinale Sonographie ist besonders sensitiv bei schlanken Patienten, und sie kann u. a. wegen der variablen Schnittführung zuverlässig Gefäße von kleinen nodulären Veränderungen differenzieren.

Nach bisherigen Erfahrungen lassen sich auch pathologisch veränderte Lymphknoten des Mammariastranges sonographisch wesentlich einfacher und eindeutiger diagnostizieren als computertomographisch. Kleine entzündlich oder neoplastisch veränderte Mammarialymphknoten heben sich computertomographisch kaum vom umgebenden Weichteilgewebe der parasternalen Brustwand ab und können deshalb erst dann diagnostiziert werden, wenn sie die dorsale Thoraxwandkontur deutlich vorwölben. Demgegenüber lassen sich sonographisch selbst kleinste Lymphome gut vom umgebenden Gewebe und von benachbarten, ebenfalls die dorsale Thoraxwandkontur vorwölbenden Rippenknorpeln abgrenzen (Abb. 95).

Die mediastinale Sonographie kann weiterhin zur Konsistenzbestimmung von mediastinalen Tumoren herangezogen werden, wenn das computertomographische Bild und die gemessenen Dichtewerte keine eindeutigen Aussagen zulassen. Die recht zuverlässige Differenzierung zwischen soliden und liquiden Raumforderungen ist eine unbestrittene Domäne der Sonographie. In den in Abb. 96 und 97 dargestellten Fallbeispielen widersprachen sich der sonographische und computertomographische Befund bezüglich der Konsistenz der nachgewiesenen mediastinalen Raumforderung. In beiden Fällen wurde die Diskrepanz durch Operation zugunsten des sonographischen Befundes entschieden. Wir möchten in diesem Zusammenhang darauf hinweisen, daß zystische Raumforderungen mit einem hohen Eiweißgehalt oder anderen hochmolekularen Bestandteilen sonographisch wegen des zum Teil ausgeprägten internen Echobesatzes als solider Tumor fehlgedeutet werden können. Diese Fehlinterpretation kann durch eine spezielle Untersuchungstechnik vermieden werden. Nach heftigen Schaukelbewegungen des Patienten treten in derartig solide strukturierten Zysten Wirbelströme auf, die im sonographischen Real-time-Bild erkennbar sind und die liquide Konsistenz der Raumforderung beweisen.

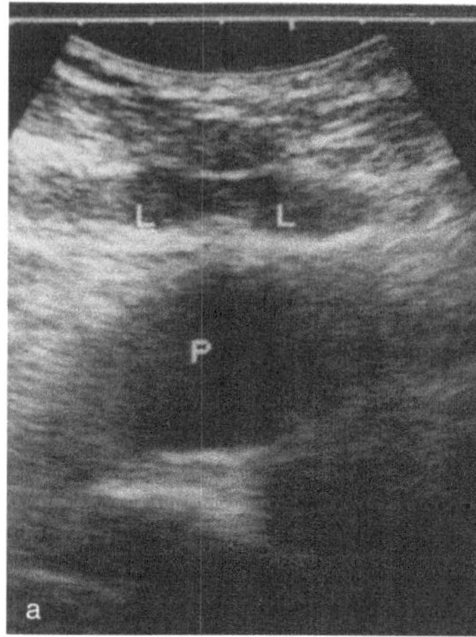

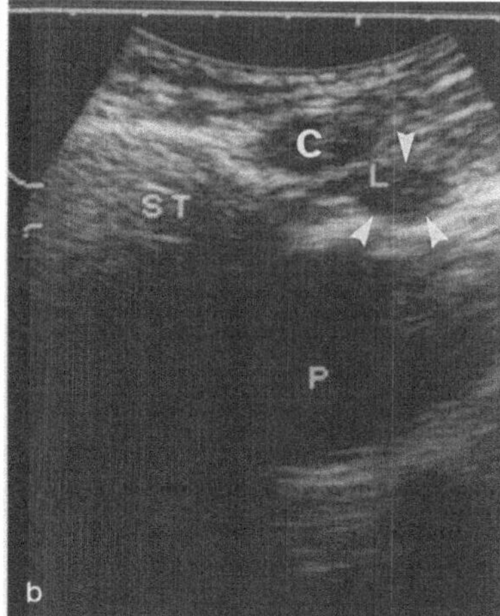

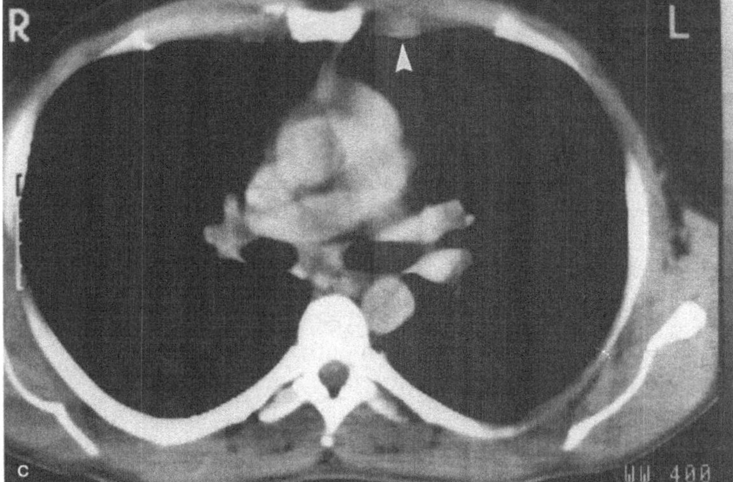

Abb. 95 a–c. 38jähriger Patient mit M. Hodgkin. **a** Auf dem linksparasternalen Sagittalschnitt finden sich ventral des Truncus pulmonalis (*P*) multiple, kettenförmig angeordnete echoarme Mammarialymphome (*L*) bis 1 cm Durchmesser. **b** Auch auf dem korrespondierenden Querschnitt ist das dargestellte Mammarialymphom (*L, Pfeile*) gut von dem benachbarten, ventral gelegenen echoarmen Rippenknorpel (*C*) abgrenzbar. *ST* Sternum. **c** Auf dem entsprechenden CT-Schnitt wird dieser Befund nicht so eindeutig wiedergegeben. Die dargestellte Läsion der linksparasternalen Thoraxwand (*Pfeil*) könnte auch einem Rippenknorpel entsprechen

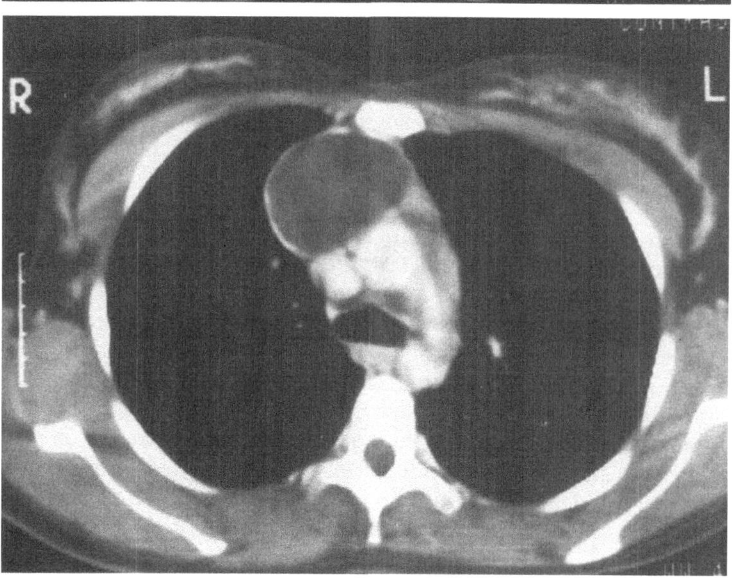

Abb. 96 a, b. 24jährige Patientin mit unklarem Tumor im vorderen Mediastinum. **a** Das CT zeigt eine prävaskuläre hypodense Raumforderung mit schalenförmiger Verkalkung. Die gemessenen Dichtewerte lagen zwischen − 2 und + 10 HE. Nach den Dichtemessungen war somit eine eindeutige Differenzierung zwischen einer fetthaltigen oder liquiden Raumforderung nicht möglich. **b** Auf dem Sonogramm (rechtsparasternaler Querschnitt) erkennt

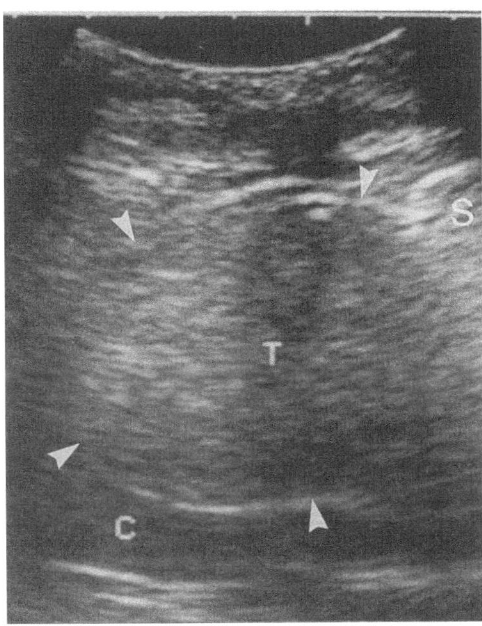

◄ **Abb. 96 b**

man einen extrem echoreichen, homogen strukturierten Tumor (*T, Pfeile*). Durch heftige Schaukelbewegungen des Patienten ließen sich die Binnenechos nicht aufwirbeln. Somit lag nach sonographischen Kriterien eine solide Raumforderung vor. Operativ wurde ein benigner solider Dermoidtumor gesichert. *C* V. cava, *S* Sternum

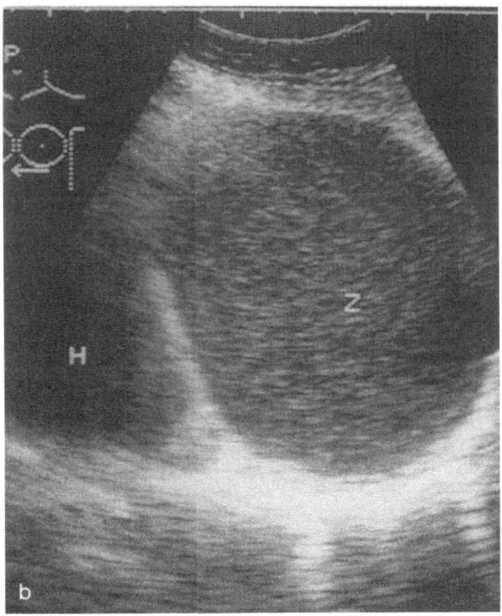

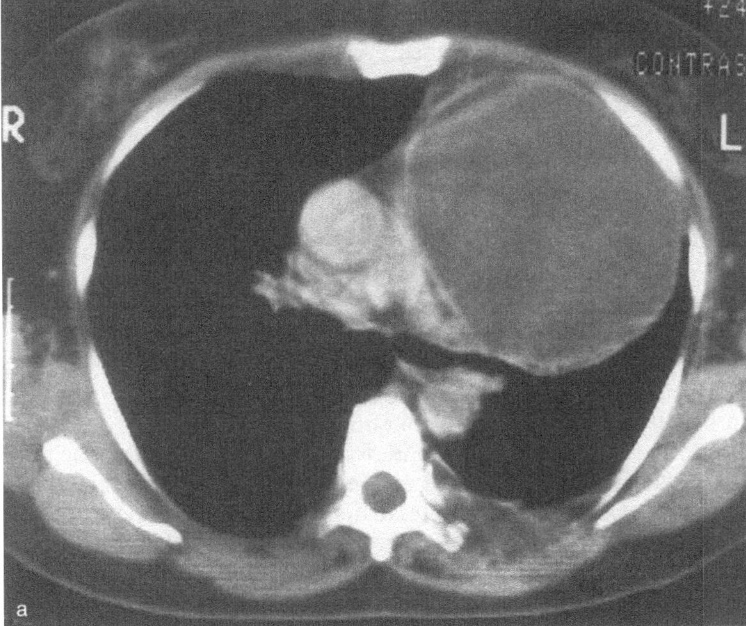

Abb. 97 a, b. 24jährige Patientin mit röntgenologisch unklarer Raumforderung links perikardial. **a** Auf dem CT erkennt man lateral des Truncus pulmonalis eine ausgedehnte Raumforderung, die die ventrale Thoraxwand erreicht. Die gemessenen Dichtewerte lagen um 20 HE. Nach CT-Kriterien lag somit eine zystische Raumforderung vor. **b** Das Sonogramm (linksparasternaler Querschnitt) zeigt jedoch eine homogen-echoreich strukturierte Raumforderung (*Z*). Auch in diesem Fall ließen sich die Binnenechos durch Schaukelbewegungen nicht aufwirbeln. Nach sonographischen Kriterien lag somit eine solide Raumforderung vor. Operativ fand sich eine Zyste mit solidem Inhalt. Endgültige pathohistologische Diagnose: Perikardzyste mit soliden lymphatischen Infiltrationen. *H* Herz

5.1.6 Beurteilung der entzündlichen oder neoplastischen Aktivität von Lymphknoten oder anderen mediastinalen Tumoren

Nach den in Kapitel 3 und 4 mitgeteilten Ergebnissen könnte die mediastinale Sonographie eine besondere Bedeutung in der Beurteilung der entzündlichen oder neoplastischen Aktivität von mediastinalen Lymphknoten oder anderen mediastinalen Tumoren gewinnen.

Die computertomographische Beurteilung einer mediastinalen Lymphadenopathie ist nach den Ergebnissen zahlreicher operativ kontrollierter Studien äußerst fragwürdig, da keine eindeutige Korrelation zwischen der Lymphknotengröße und einer neoplastischen Infiltration besteht (Libshitz 1983; McKenna et al. 1985; Brion et al. 1985; Epstein et al. 1986; Libshitz et al. 1986; Poon et al. 1987). So können kleinste mediastinale Lymphknoten unter 5 mm Durchmesser bereits neoplastisch infiltriert sein. In einer CT-Studie über Bronchialkarzinome von Ekholm et al. (1980) waren mediastinale Lymphknoten unter 1 cm Durchmesser, die nach allgemein gebräuchlichen computertomographischen Größenkriterien noch als normal anzusehen sind, bereits zu 36% metastatisch befallen. McKenna et al. (1985) wiesen in ihrer operativ äußerst sorgfältig überprüften CT-Studie über Bronchialkarzinome sogar bei 40% der Patienten Karzinominfiltrate in Lymphknoten unter 1 cm Durchmesser nach.

Das computertomographische Kriterium der Lymphknotengröße wird auch wegen seiner geringen Spezifität kritisiert. Zahlreiche operativ überprüfte Studien haben gezeigt, daß selbst Lymphknoten über 2 cm Durchmesser nicht selten nur unspezifisch vergrößert sind (Ekholm et al. 1980; Libshitz 1983; Glazer et al. 1984a; McKenna et al. 1985; Brion et al. 1985; Libshitz 1986; Poon et al. 1987). In einer Untersuchung von Brion et al. (1985) über mediastinale Lymphknotenmetastasen bei Bronchialkarzinomen ließen sich nur in 55% der Lymphknoten über 2 cm Durchmesser Karzinommetastasen nachweisen. Die übrigen vergrößerten Lymphknoten waren lediglich anthrakotisch, granulomatös oder hyperplastisch verändert. Nach den Ergebnissen der Studie von McKenna et al. (1985), die wegen einer extensiven operativen Dissektion sämtlicher mediastinaler Lymphknoten eine besondere Bedeutung erlangt hat, sind nur 30–40% der computertomographisch nachweislich vergrößerten mediastinalen Lymphknoten tatsächlich metastatisch befallen.

Aufgrund dieser ernüchternden Ergebnisse ist der anfängliche Enthusiasmus über die Möglichkeit eines präoperativen Stagings des Bronchialkarzinoms mit nichtinvasiven bildgebenden Verfahren inzwischen einer großen Skepsis gewichen. In einer überregionalen amerikanischen Umfrage, die die Bedeutung der Computertomographie für das präoperative Bronchialkarzinomstaging aus der Sicht des Chirurgen untersuchte, hatte der Nachweis von vergrößerten mediastinalen Lymphknoten wegen der nachweislich niedrigen Spezifität bei 98,7% der befragten Chirurgen keinen Einfluß auf die OP-Indikation (Epstein et al. 1986). Auch die in die Kernspintomographie gesetzten Hoffnungen, durch Messung der Relaxationszeiten eine Differenzierung zwischen normalen und neoplastisch infiltrierten Lymphknoten vornehmen zu können, haben sich bisher nicht erfüllt (Dooms et al. 1985; Musset et al. 1986; Poon et al. 1987). In einer vergleichenden prospektiven computertomographischen und kernspintomographischen Studie von Poon et al. (1987) ließen sich keine Unterschiede in der diagnostischen Aussage der beiden Verfahren nachweisen.

Hiermit eröffnet sich für die Sonographie ein interessantes Aufgabengebiet, da es ihr offensichtlich gelingt, Fremdinfiltrate in Lymphknoten unabhängig davon, ob sie mit Größenänderungen des Lymphknotens einhergehen oder nicht, durch eine Änderung der Echostruktur zu identifizieren. Möglicherweise ließe sich die Diagnostik der mediastinalen Lymphadenopathie durch eine kombinierte computertomographische und sonographische Untersuchung verbessern, da insbesondere die geringe Spezifität der Computertomographie durch die hohe Spezifität der Sonographie ausgeglichen werden könnte. In der Praxis ließe sich diese Vorstellung folgendermaßen verwirklichen:

Jeder computertomographisch vergrößerte mediastinale Lymphknoten wird noch einmal gezielt sonographisch untersucht.

Läßt sich der Lymphknoten auch sonographisch darstellen, so kann mit großer Wahrscheinlichkeit auf eine neoplastische bzw. akut-entzündliche Infiltration geschlossen werden. Bei dieser Konstellation wird der positive computertomographische Befund durch den ebenfalls positiven sonographischen Befund zusätzlich abgesichert.

Läßt sich der Lymphknoten hingegen bei guten Untersuchungsbedingungen sonographisch nicht darstellen, so sollte der positive computertomographische Befund mit Skepsis beurteilt werden. In Mediastinalregionen mit hoher sonographischer Sensitivität (Supraaortalregion, Prävaskularregion, Perikardialregion, Paratrachealregion) würde diese Befundkonstellation eher für eine unspezifische Lymphknotenhyperplasie sprechen.

Über das sonographische Bild von anthrakotischen oder hyperplastischen mediastinalen Lymphknoten gibt es bisher keine histologisch fundierten Erfahrungswerte. Möglicherweise besitzen derartig unspezifisch vergrößerte Lymphknoten ein ähnliches Reflexmuster wie normales Lymphknotengewebe, das sich sonographisch nicht vom umgebenden Fett- und Bindegewebe abgrenzen läßt. Sollte diese zunächst rein spekulative Annahme zutreffen, so könnte die präoperative Diagnostik der mediastinalen Lymphknotenmetastasierung beim Bronchialkarzinom durch eine kombinierte computertomographische und sonographische Untersuchung verbessert werden.

Die Interpretation des nach Behandlung größerer Mediastinaltumoren gelegentlich zurückbleibenden Residualgewebes war ein bisher ungelöstes diagnostisches Problem, da weder nach computertomographischen noch nach röntgenologischen Kriterien zwischen Narbe und inkompletter Tumorremission unterschieden werden konnte (Lewis et al. 1982; Glazer HS et al. 1985; Jochelson et al. 1985; Castellino 1986; North et al. 1987). Nach den in Kapitel 4 mitgeteilten Ergebnissen kann die Sonographie offensichtlich in einem Großteil der Fälle recht eindeutig echoreiches Narbengewebe von echoarmem, noch aktivem Lymphomgewebe abgrenzen.

Abschließend möchten wir darauf hinweisen, daß sich akut-entzündlich veränderte mediastinale Lymphknoten sonomorphologisch nicht von neoplastisch infiltrierten Lymphknoten unterscheiden lassen. Somit bleibt diese Differentialdiagnose selbst unter Einsatz sämtlicher diagnostischer Verfahren auch weiterhin offen.

5.1.7 Gehobene Screeninguntersuchung bei unauffälligem röntgenologischem Thoraxbefund

Im Laufe der inzwischen 6jährigen klinischen Anwendung der mediastinalen Sonographie an unserem Institut ist eine zunehmende Bereitschaft der Kliniker zu einer großzügigen Indikationsstellung erkennbar, die durch die schnelle Verfügbarkeit, die geringe Belastung und die geringen Kosten des Verfahrens gefördert wird. Die vom Radiologen selbst propagierte Großzügigkeit in der Indikationsstellung schießt über das gesteckte Ziel hinaus, wenn die mediastinale Sonographie zunehmend auch zur allgemeinen Tumor- oder Metastasensuche oder zur Abklärung von unklarem Fieber oder einer Senkungsbeschleunigung angefordert wird. Dieser allgemeinen Tendenz muß der personelle und zeitliche Aufwand einer sorgfältigen sonographischen Untersuchung des Mediastinums entgegengehalten werden.

Bei einem unauffälligen röntgenologischen Thoraxbefund läßt sich der Einsatz der Sonographie als „gehobenes“ Screeningverfahren unter Berücksichtigung der diagnostischen Ausbeute bisher nur bei Hodgkin- und Non-Hodgkin-Lymphomen und bei Hodentumoren rechtfertigen.

Auf die diagnostische Effizienz der mediastinalen Sonographie bei Hodgkin- und Non-Hodgkin-Lymphomen haben wir bereits mehrfach hingewiesen. Bei Hodentumoren wurden in unserem Krankengut durch die sonographische Untersuchung mehrfach röntgenologisch okkulte Metastasen in den supraaortalen und supraklavikulären Lymphknoten diagnostiziert (Abb. 89), so daß uns auch bei diesen Erkrankungen eine großzügige Anwendung der mediastinalen Sonographie gerechtfertigt erscheint.

Die ebenfalls häufig in die mediastinalen Lymphknoten metastasierenden Bronchial- und Ösophaguskarzinome werden zur präoperativen Befunddokumentation obligatorisch computertomographisch untersucht, so daß sich eine sonographische Screeningfunktion in dieser Erkrankungsgruppe weitgehend erübrigt. Möglicherweise könnte die ergänzende sonographische Untersuchung in diesem Patientenkollektiv jedoch einen wichtigen Beitrag zur Differenzierung von neoplastisch und unspezifisch vergrößerten mediastinalen Lymphknoten liefern (s. 5.1.6).

Mediastinale Metastasen von extrathorakalen Malignomen sind so extrem selten (McCloud u. Meyer 1982), daß ein sonographisches Screening nur bei röntgenologisch verdächtigen Thoraxbefunden zu befürworten ist. Auf der Suche nach okkulten Tumoren und in der Abklärung von unklarem Fieber oder einer ätiologisch unklaren Senkungsbeschleunigung war die angeforderte sonographische Untersuchung bisher wenig ergiebig. Da der zeitliche und personelle Aufwand in keinem Verhältnis zu dem meist frustranen Ergebnis steht, sollte die Indikation zur sonographischen Untersuchung bei diesen Fragestellungen genauso streng gestellt werden wie die Indikation zur Computertomographie.

5.1.8 Sonographisch geführte perkutane Biopsien von mediastinalen Tumoren

Die mediastinale Sonographie kann weiterhin zur Führung von perkutanen Biopsien mediastinaler Tumoren herangezogen werden.

Seit der Erstbeschreibung durch Nordenström (1967) wurden mediastinale Tumoren bis in die frühen 80er Jahre zunächst ausschließlich unter röntgenologischer Kontrolle punktiert (Nordenström 1967a, b; Westcott 1981; Thornbury et al. 1981; Todd et al. 1981). Inzwischen hat sich für mediastinale Biopsien weitgehend die computertomographische Punktionsführung durchgesetzt, die gegenüber der röntgenologischen Führung mehrere Vorteile bietet (Adler et al. 1983; van Sonnenberg et al. 1988). Die Lokalisation eines Tumors und seiner Lagebeziehung zu den großen mediastinalen Gefäßen kann computertomographisch wesentlich exakter bestimmt werden als röntgenologisch. Ungewollte Punktionen der großen mediastinalen Gefäße, die bei der röntgenologischen Führung auch unter Einhaltung von Vorsichtsmaßnahmen nicht selten auftraten (Westcott 1981), können durch die exakte computertomographische Planung des Punktionsweges weitgehend vermieden werden. Die Computertomographie bietet außerdem die Möglichkeit, die genaue Lage der Nadelspitze im Zielvolumen durch eine erneute Aufnahme zu überprüfen.

Die beschriebenen Vorteile der computertomographischen Punktionsführung lassen sich weitgehend auf die Verhältnisse einer sonographischen Punktionsführung übertragen. Auch auf dem sonographischen Schnittbild ist die genaue Lagebeziehung des Tumors zu den großen Gefäßen erkennbar (Abb. 98b). Die sonographisch geführte Biopsie bietet darüber hinaus noch den Vorteil einer kontinuierlichen Kontrolle des Punktionsvorganges unter Real-time-Bedingungen (Abb. 98 und 99), während die computertomographisch geführte Punktion nach vorheriger Bestimmung von Punktionsort, Tiefe und Winkel weitgehend blind erfolgt und nur sehr umständlich durch zusätzliche Aufnahmen kontrolliert werden kann. Die sonographische Anpeilung und Punktion des Tumors unter Real-time-Kontrolle ist technisch einfach, äußerst präzise und wenig zeitaufwendig, so daß auch auf die bei der computertomographischen Punktionsführung häufig angewandte und unseres Erachtens weniger genaue Tandemtechnik verzichtet werden kann.

Der Einsatz der Sonographie als Führungshilfe bei mediastinalen Punktionen wird im wesentlichen durch die relativ engen parasternalen und suprasternalen Schallfenster limitiert (Wernecke et al. 1989). Obwohl bei der früher üblichen röntgenologischen Führungskontrolle eine Punktion der großen mediastinalen Gefäße bewußt in Kauf genommen und von einzelnen Autoren als nicht besonders riskant angesehen wurde (Westcott 1981), vermeiden wir eine Tangierung der Gefäße grundsätzlich auch mit kleinen Nadelkalibern (1,0 mm Außendurchmesser).

Somit beschränkt sich der Einsatz der sonographischen Punktionsführung im wesentlichen auf Tumoren des vorderen Mediastinums, da bei Tumoren in anderen Mediastinalregionen der Punktionsweg durch interponierte Gefäße häufig verlegt ist (Wernecke 1989).

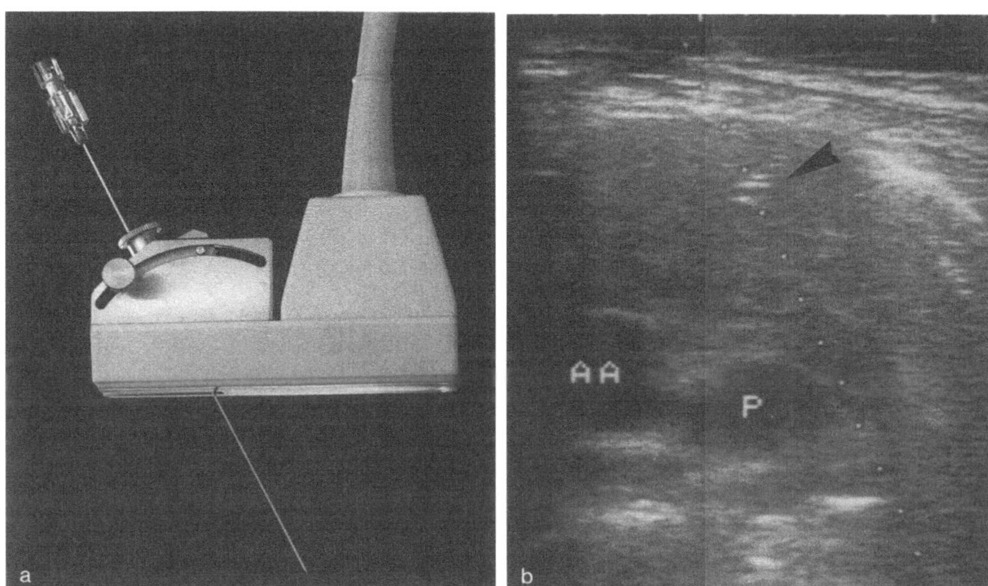

Abb. 98 a, b. Technik der sonographisch geführten Mediastinalbiopsie. **a** Planer Biopsieschallkopf mit zentraler Perforation. Der Punktionswinkel kann durch die Führungshülse zwischen 0 und 30° variiert werden. **b** Dieser linksparasternale sonographische Querschnitt zeigt einen großen echogenen Tumor ventral des Truncus pulmonalis (*P*) und der Aorta ascendens (*AA*). Durch die Wahl eines schrägen Punktionswinkels (*punktierte Linie*) können die großen Gefäße sicher gemieden werden. Innerhalb der Visierlinie ist die Nadelspitze als Doppelreflex (*schwarzer Pfeil*) gut sichtbar. Die histologische Untersuchung der bei diesem Patienten gewonnenen Gewebszylinder ergab einen M. Hodgkin mit der Subklassifikation „noduläre Sklerose"

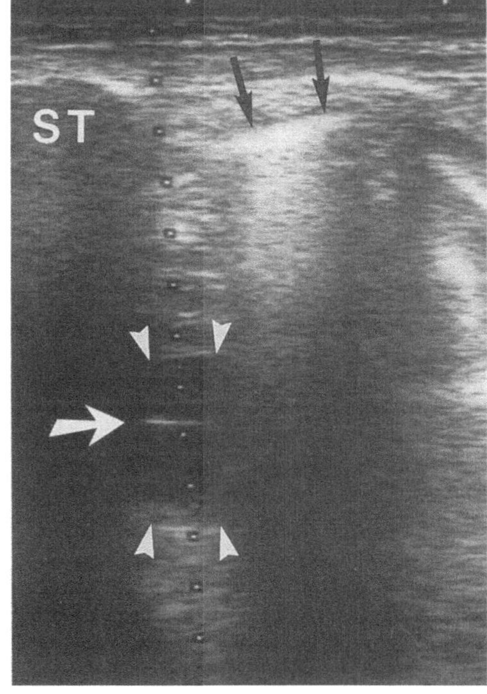

Abb. 99. Dieser linksparasternale Querschnitt zeigt einen echoarmen Tumor (*Pfeilspitzen*) von 3,5 cm Durchmesser im vorderen Mediastinum. Die Spitze der Punktionsnadel ist als heller Reflex (*weißer Pfeil*) innerhalb des Tumors erkennbar. Die histologische Untersuchung des Biopsats ergab auch in diesem Fall einen M. Hodgkin. *ST* Sternum, *schwarze Pfeile* Pleura

Die häufigsten Anforderungen zur Mediastinalpunktion waren in unserem Krankengut mit der Fragestellung: „Primäre (operationsbedürftige) Mediastinaltumoren oder lymphatische Systemerkrankungen" verknüpft. Wegen der auch von anderen Autoren (Westcott 1981; Thornbury et al. 1981; Weisbrod et al. 1984) mitgeteilten schwierigen differentialdiagnostischen Abgrenzung der Lymphome und Thymome kann diese Frage häufig nicht auf der Basis eines Feinnadelbiopsats beantwortet werden. Deshalb sollten bei dieser Fragestellung – wenn es die Tumorgröße und -lokalisation erlauben – grundsätzlich stärkere Schneidbiopsiekanülen verwendet werden (Wernecke et al. 1989). Aufgrund des höheren Komplikationsrisikos von Schneidbiopsiekanülen ist eine äußerst präzise Punktionsführung zu fordern, die von der Realtime-Sonographie in idealer Weise erfüllt wird. Bisher wurden nach unseren sonographisch geführten mediastinalen Biopsien weder eine lokale Blutung noch ein Pneumothorax beboachtet. Insbesondere erscheint uns das Risiko eines Pneumothorax bei einer sonographischen Punktionsführung weitgehend vermeidbar, da belüftetes Lungenparenchym als unüberwindbares Schallhindernis bei der sonographischen Einstellung des Punktionsobjektes grundsätzlich gemieden wird.

5.2 Zusammenfassung

Ziel dieses letzten Kapitels unserer Untersuchung war es, den Standort der mediastinalen Sonographie zu bestimmen und sie in die bildgebende Diagnostik des Mediastinums zu integrieren. Durch das schnell verfügbare, kostengünstige Schnittbildverfahren wird eine große Lücke zwischen der konventionellen Thoraxübersichtsaufnahme und der im weiteren diagnostischen Stufenplan bisher unmittelbar anstehenden Computertomographie geschlossen. Aufgrund der durch klinische Studien belegten diagnostischen Effizienz kann die mediastinale Sonographie in der ihr zugedachten Mittelstellung zwischen Röntgendiagnostik und Computertomographie eine wichtige Schlüsselfunktion im Ablauf und in der Koordination der bildgebenden diagnostischen Verfahren des Mediastinums erfüllen.

Eine wesentliche Indikation zur mediastinalen Sonographie sehen wir in der Abklärung von unklaren röntgenologischen Mediastinalbefunden und in der exakten Bestimmung der Lage, Größe, Konsistenz und Morphologie von röntgenologisch nachgewiesenen Tumoren. Ein weiteres Anwendungsgebiet der mediastinalen Sonographie sehen wir im Staging und Restaging von Hodgkin- und Non-Hodgkin-Lymphomen. So kann die Suche nach röntgenologisch okkulten mediastinalen Lymphomen – unter Berücksichtigung des besonderen Verteilungsmusters von Hodgkin-Lymphomen – mit geringen Einschränkungen weitgehend von der Sonographie übernommen werden. Bei einer vorgesehenen Strahlentherapie ist allerdings die computertomographische Untersuchung wegen der vollständigen Erfassung sämtlicher Lymphknotenstationen und der sich hieraus ergebenden exakteren Bestrahlungsplanung weiterhin unverzichtbar.

Auf die Effizienz der Sonographie in der Verlaufskontrolle von mediastinalen Tumoren unter Therapie wurde bereits hingewiesen. Zwei bisher ungelöste diagnostische Probleme – die Einschätzung von nach Behandlung größerer Mediastinaltumoren gelegentlich zurückbleibenden Resttumoren und der Nachweis von lymphatischen Infiltraten in nichtvergrößerten mediastinalen Lymphknoten – können offensichtlich mit dem qualitativen sonographischen Kriterium der Echodichte erfolgreich angegangen werden. Unter diesem Gesichtspunkt könnte die Sonographie eine besondere Bedeutung in der Beurteilung der entzündlichen oder neoplastischen Aktivität von mediastinalen Lymphknoten gewinnen.

Auch bei schwierig interpretierbaren computertomographischen Befunden kann die ergänzende sonographische Untersuchung in speziellen Fällen diagnostisch weiterführende Zusatzinformationen liefern. Der Einsatz der Sonographie als „gehobene“ Screeninguntersuchung (bei unauffälligem röntgenologischen Thoraxbefund) scheint nach bisherigen Erfahrungen nur bei Hodgkin- und Non-Hodgkin-Lyphomen und bei Hodentumoren gerechtfertigt. Schließlich bietet sich die mediastinale Sonographie als Führungshilfe für perkutane Tumorbiopsie an.

Da für eine breite Anwendung der mediastinalen Sonographie nicht zuletzt auch die günstige Kapazitäts- und Kostenlage spricht, könnte sie eine große praktische Bedeutung in der bildgebenden Diagnostik des Mediastinums gewinnen, ohne die diagnostische Wertigkeit der etablierten Schnittbildverfahren CT und MR zu schmälern.

Literatur

Adler OB, Rosenberger A, Peleg H (1983) Fineneedle aspiration biopsy of mediastinal masses. AJR 140:893–896

Allen HD, Goldberg SJ, Sahn DJ et al. (1977) Suprasternal notch echocardiography: assessment of its clinical utility in pediatric cardiology. Circulation 50:605–607

Anderson J, Jenkins PR, Brigg DJ et al. (1985) Prognostic significance of mediastinal bulk in patients with stage 1A–2B Hodgkin's disease: a report from the Manchester Lymphoma Group. Clin Radiol 36:449–454

Aronberg AJ, Peterson JR, Glazer HS et al. (1984) Body computed tomography: the superior sinus of the pericardium: CT appearance. Radiology 153:489–492

Baron RL, Levitt RG, Sagel SS et al. (1982) Body computed tomography: computed tomography in the preoperative evaluation of bronchogenic carcinoma. Radiology 145:727–732

Beyer D, Friedmann G, Peters PE et al. (1983) Real-time-Sonographie des Körpers. Thieme, Stuttgart, S 321–332

Billy M, Doucet J, Quentin G (1975) Angular dependance of the back scattered intensity of acoustic waves from rough surfaces. Conference Proceedings. Ultrasonic International

Blank N, Castellino RA (1972) Patterns of pleural reflections of the left superior mediastinum. Radiology 102:584–589

Blank N, Castellino RA (1977) Mediastinal lymphadenopathy. Semin Roentgenol 12:215–223

Blank N, Castellino RA (1980) The intrathoracic manifestations of the malignant lymphomas and the leukemias. Semin Roentgenol 15:227–243

Bönhof JA, Stapff M, Bönhof B et al. (1983) Das Bogenartefakt in der B-Bild-Sonographie. CT – Sonographie 3. Thieme, Stuttgart, S 133–137

Brion JP, Depauw L, Kuhn G et al. (1985) Role of computed tomography and mediastinoscopy in preoperative staging of lung carcinoma. J Comput Assist Tomogr 9:480–484

Brockmann WP, Maas R, Voigt H et al. (1985) Veränderungen peripherer Lymphknoten im Ultraschall. Ultraschall 6. Thieme, Stuttgart, S 164–169

Castellino RA (1986) Hodgkin disease: practical concepts for the diagnostic radiologist. Radiology 159:305–310

Castellino RA, Blank N (1972) Adenopathy of the cardiophrenic angle lymph nodes. Radiology 114:509–515

Castellino RA, Blank N, Hoppe RT et al. (1986) Hodgkin disease: contributions of chest CT in the initial staging evaluation. Radiology 160:603–605

Choe YH, Im JG, Park JH et al. (1987) The anatomy of the pericardial space: a study in cadavers and patients. AJR 149:693–697

Dooms GC, Hricak H, Moseley ME et al. (1985) Characterization of lymphadenopathy by magnetic resonance relaxation times: preliminary results. Radiology 155:691–697

Eaglesfield CC (1982) The angular dependance of scattering by nearly polished surfaces. Proc Phys Soc 80:947–951

Ekholm S, Albrechtsson U, Kugelberg J et al. (1980) Computed tomography in preoperative staging of bronchogenic carcinoma. J Comput Assist Tomogr 4:763–765

Epstein DM, Stephenson LW, Gefter WB et al. (1986) Value of CT in the preoperative assessment of lung cancer: a survey of thoracic surgeons. Radiology 161:423–427

Filly R, Blank N, Castellino RA (1976) Radiographic distribution of intrathoracic disease in previously untreated patients with Hodgkin's disease and Non-Hodgkin's lymphoma. Radiology 120:277–281

Francis IR, Glazer GM, Bookstein FL et al. (1985) The thymus: reexamination of age-related changes in size and shape. AJR 145:249–254

Fraser RG, Paré JAP (1983) Synopsis of diseases of the chest. Saunders, Philadelphia

Fung AK, Leovaris A (1968) Frequency dependance of ultrasonic scatter from statistically known rough surface. Wescon Technical Papers, pp 1–4

Genereux GP, Howie JL (1984) Normal mediastinal lymph node size and number: CT and anatomic study. AJR 142:1095–1100

Glazer GM, Gross BH, Quint LE et al. (1985) Normal mediastinal lymph nodes: number and size according to American Thoracic Society mapping. AJR 144:261–265

Glazer HS, Levitt RG, Lee JKT et al. (1984a) Differentiation of radiation fibrosis from recurrent pulmonary neoplasm by magnetic resonance imaging. AJR 143:729–730

Glazer HS, Aronberg DJ, Sagel SS (1984b) Pitfalls in CT recognition of mediastinal lymphadenopathy. AJR 144:267–274

Glazer HS, Lee JKT, Levitt RG et al. (1985) Radiation fibrosis: differentiation from recurrent tumor by MR imaging. Radiology 156:721–726

Goh TH, Venables AW (1980) Scanning suprasternal echocardiography. Br Heart J 43:148–158

Goldberg BB (1971) Suprasternal ultrasonography. JAMA 15:245–250

Härten R (1980) Scan-Verfahren und Bildqualität. In: Krestel E (ed) Bildgebende Systeme für die medizinische Diagnostik. Siemens-AG, Berlin, S 386–396

Hassler D (1980) Grundlagen des Ultraschalls. In: Krestel E (ed) Bildgebende Systeme für die medizinische Diagnostik. Siemens-AG, Berlin, S 100–139

Heckemann R (1983) Sonographische Tumordiagnostik im Retroperitoneum. Therapiewoche 33:123–137

Jochelson MS, Balikian JP, Mauch P et al. (1983) Peri- and paracardial involvement in lymphoma: a radiographic study of 11 cases. AJR 140:483–488

Jochelson MS, Mauch P, Balikian J et al. (1985) The significance of the residual mediastinal mass in treated Hodgkin's disease. JCO 3:637–640

Jolles PR, Shin MS, Jones WP (1986) Aortopulmonary window lesions: Detection with chest radiography. Radiology 159:647–651

Kasper W, Meinertz T, Kersting F et al. (1978) Diagnosis of dissecting aortic aneurysm with suprasternal echocardiography. Am J Cardiol 42:291–294

Keller AR, Castleman B (1974) Hodgkin's disease of the thymus gland. Cancer 33:1615–1623

Khoury MB, Godwin JD, Halvorsen R et al. (1986) Role of chest CT in Non-Hodgkin lymphoma. Radiology 158:659–662

Kresse H (1968) Der Einfluß des Einfallswinkels bei der Ultraschall-Echo-Diagnostik. Elektromedizin – Sonderausgabe

Lemaitre L, Marconi V, Avni F et al. (1987) Sonographic evaluation of normal thymus in infants and children. Eur J Radiol 7:130

Levy-Ravetch M, Auh YH, Rubenstein WA et al. (1985) CT of the pericardial recesses. AJR 144:707–714

Lewis E, Bernardino ME, Salvador PG et al. (1982) Post-therapy CT-detected mass in lymphoma patients: Is it viable tissue? J Comput Assist Tomogr 6(4):792–795

Libshitz HI (1983) CT of mediastinal lymph nodes in lung cancer: Is there "state of art"? AJR 141:1081

Libshitz HI, North LB (1979) Lung. In: Libshitz HI (ed) Diagnostic roentgenology of radiotherapy change. Williams & Wilkins, Baltimore, pp 33–46

Libshitz HI, Jing BS, Wallace S et al. (1983) Sterilized metastases: A diagnostic and therapeutic dilemma. AJR 140:15–19

Libshitz HI, McKenna RJ, Mountain CF (1986) Patterns of mediastinal metastases in bronchogenic carcinoma. Chest 90:229–232

Matter D, Sick H, Koritké JG et al. (1987) A suprasternal approach to the mediastinum using real-time ultrasonography Eur J Radiol 7:11–17

Mauch P, Goodman R, Hellman S (1978) The significance of mediastinal involvement in early stage Hodgkin's disease. Cancer 42:1039–1045

McKenna RJ, Libshitz HI, Mountain CE et al. (1985) Roentgenographic evaluation of mediastinal nodes for preoperative assessment in lung cancer. Chest 88:206–210

McLoud TC, Meyer JE (1982) Mediastinal metastases. Radiol Clin North Am 20:453–468

McMurdo KK, Webb WR, Schulthoss von GK et al. (1985) Magnetic resonance imaging of the superior pericardial recesses. AJR 145:985–988

Meyer JE, Linggood RM, Lindfors KK et al. (1984) Impact of thoracic computed tomography on radiation therapy planning in Hodgkin disease. J Comput Assist Tomogr 8(5):892–894

Meyer JE, McLoud TC, Lindfors KK (1985) CT demonstration of cardiophrenic angle lymphadenopathy in Hodgkin disease. J Comput Assist Tomogr 9(3):485–488

Müller NL, Webb WR, Gamsu G (1985a) Subcarinal lymph node enlargement: radiographic findings and CT correlation. AJR 145:15–19

Müller NL, Webb WR, Gamsu G (1985b) Paratracheal lymphadenopathy: Radiographic findings and correlation with CT. Radiology 156:761–765

Musset D, Grenier P, Carette MF et al. (1986) Primary lung cancer staging: prospective comparative study of MR imaging with CT. Radiology 160:607–611

Neufang KFR, Bülo W (1981) Häufigkeit pleuromediastinaler Linien beim Gesunden. RÖFO 136:6:673–681

Nordenström B (1967a) Transjugular approach to the mediastinum for mediastinal needle biopsy. Invest Radiol 2:134–140

Nordenström B (1967b) Paraxiphoid approach to

the mediastinum for mediastinography and mediastinal needle biopsy. Invest Radiol 2:141–146

North LB, Fuller LM, Hagemeister FB et al. (1982) Importance of initial mediastinal adenopathy in Hodgkin disease. AJR 138:229–235

North LB, Fuller LM, Sullivan-Halley JA et al. (1987) Regression of mediastinal Hodgkin disease after therapy: evaluation of time interval. Radiology 164:599–602

Nyman RS, Rehn SM, Glimelius BCG et al. (1989) Residual mediastinal masses in Hodgkin disease: prediction of size with MR imaging. Radiology 170:435–440

Osborne DR, Korobkin M, Ravin CE et al. (1982) Comparison of plain radiography, conventional tomography, and computed tomography in detecting intrathoracic lymph node metastases from lung carcinoma. Radiology 142:157–161

Paulin S, Schulthess GK, Fossel E et al. (1987) MR imaging of the aortic root and proximal coronary arteries. AJR 148:665

Pirschel J, Rücker HC (1981) Die Ultraschalldiagnostik des retroperitonealen Lymphsystems. In: Frommhold W (Hrsg) Erkrankungen des Lymphsystems. Klinisch-radiologisches Seminar, Bd 2. Thieme, Stuttgart, S 74–84

Poon PY, Bronskill MJ, Henkelmann RM et al. (1987) Mediastinal lymph node metastases from bronchogenic carcinoma: detection with MR imaging and CT. Radiology 162:651–656

Prosnitz LR, Curtis AM, Knowlton AH et al. (1980) Supradiaphragmatic Hodgkin's disease: significance of large mediastinal masses. Int J Radiation Oncology Biol Phys 6:809–813

Rifkin MD, Gordon SJ, Goldberg BB (1984) Sonographic examination of the mediastinum and upper abdomen by fiberoptic gastroscope. Radiology 151:175–180

Rostock RA, Giangreco A, Wharam MD et al. (1982) CT scan modification in the treatment of mediastinal Hodgkin's disease. Cancer 49:2267–2275

Rostock RA, Siegelman SS, Lenhard RE et al. (1983) Thoracic CT scanning for mediastinal Hodgkin's disease: results and therapeutic implications. Int J Radiat Oncol Biol Phys 9:1451–1457

Scatarige JC, Hamper VM, Sheth S, Allen HA (1989) Parasternal sonography of the internal mammary vessels: technique, normal anatomy, and lymphadenopathy. Radiology 172:453–457

Schweitzer P, Erbel R, Lambertz H et al. (1981) Two-dimensional suprasternal echocardiography in disease of the thoracic aorta. In: Rijsterborgh H (ed) Echocardiography. Nijhoff, Dordrecht, pp 55–72

Sobotta J, Becher H (1969) Atlas der Anatomie des Menschen. Urban & Schwarzenberg, München

Sommer FG, Tayor KJ (1980) Differentiation of acoustic shadowing due to calculi and gas collections. Radiology 135:399–403

Sonnenberg E van, Casola G, Ho M et al. (1988) Difficult thoracic lesions: CT-guided biopsy experience in 150 cases. Radiology 167:457–461

Sussman SK, Halvorsen RA, Silverman PM et al. (1987) Paracardiac adenopathy: CT. AJR 149:20–34

Thar TL, Million RR, Hausner RJ et al. (1979) Hodgkin's disease, Stages I and II. Cancer 43:1101–1105

Thornbury JR, Burke DP, Naylor B (1981) Transthoracic needle aspiration biopsy: accuracy of cytologic typing of malignant neoplasms. AJR 136: 719–724

Todd TRJ, Weisbrod G, Tao LC et al. (1981) Aspiration needle biopsy of thoracic lesions. Ann Thorac Surg 32:154–161

Vock P, Hodler J (1986) Cardiophrenic angle adenopathy: update of causes and significance. Radiology 159:395–399

Webb WR (1989) MR imaging of treated mediastinal Hodgkin disease. Radiology 170:315

Webb WR, Jensen BG, Gamsu G et al. (1984) Coronal magnetic resonance imaging of the chest: normal and abnormal. Radiology 153:729–735

Weisbrod GL, Lyons DJ, Tao LC, Chamberlain DW (1984) Percutaneous fine-needle aspiration biopsy of mediastinal lesions. AJR 143:525–529

Welton PJ, Frey HG, Moor P (1972) Experimental measurements of the scattering of acoustic waves by rough surfaces. J Acoustical Soc Am, p 1553

Wernecke K (1989) Untersuchungstechnik und Indikation der mediastinalen Sonographie. RÖFO 150:501–509

Wernecke K, Peters PE, Galanski M (1986a) Suprasternale Sonographie von mediastinalen Raumforderungen. In: Otto Ch, Schaars O (Hrsg) Ultraschalldiagnostik '85, Dreiländertreffen Zürich 1985. Thieme, Stuttgart

Wernecke K, Peters PE, Galanski M (1986b) Mediastinal tumors: Evaluation with suprasternal sonography. Radiology 159:405–409

Wernecke K, Pötter R, Peters PE, Koch P (1988) Parasternal mediastinal sonography: sensitivity in the detection of anterior mediastinal and subcarinal tumors. AJR 150:1021–1026

Wernecke K, Vassallo P, Peters PE, Bassewitz von D-B (1989) Mediastinal tumors: biopsy under US guidance. Radiology 172:473–476

Wernecke K, Vassallo P, Pötter R et al. (1990) Mediastinal tumors: sensitivity of detection as compared with CT and Radiography. Radiology 175:137–143

Wessels G, Weber P (1985) Physikalische Grundlagen. In: Braun B, Günther R, Schwerk WB (Hrsg) Ultraschalldiagnostik. ECO-Med, Landsberg, S 1–30

Westcott JL (1981) Percutaneous needle aspiration of hilar and mediastinal masses. Radiology 141 : 323–329

Sachverzeichnis